# Introdução à história da saúde e das doenças

inter
saberes

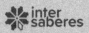

# Introdução à história da saúde e das doenças

João Pedro Dolinski

inter saberes

Rua Clara Vendramin, 58 . Mossunguê . CEP 81200-170 . Curitiba . PR . Brasil
Fone: (41) 2106-4170 . www.intersaberes.com . editora@intersaberes.com



**Dados Internacionais de Catalogação na Publicação (CIP)**
**(Câmara Brasileira do Livro, SP, Brasil)**

Dolinski, João Pedro
Introdução à história da saúde e das doenças/João Pedro Dolinski.
Curitiba: InterSaberes, 2022.

Bibliografia.
ISBN 978-65-5517-132-7

1. Doenças – Aspectos sociais 2. Epidemias – História 3. Pandemias
4. Saúde pública – Brasil 5. Saúde pública – História I. Título.

22-113587 CDD-362.109

**Índices para catálogo sistemático:**
1. Saúde pública 362.109
Eliete Marques da Silva – Bibliotecária – CRB-8/9380

1ª edição, 2022.
Foi feito o depósito legal.

# Sumário

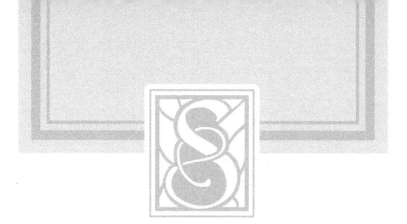

# Apresentação

Nos últimos anos, tanto os estudos referentes às doenças quanto as políticas de saúde pública ganharam amplo destaque em virtude da pandemia de covid-19, doença infecciosa causada pelo vírus SARS-CoV-2. Em um mundo com alto grau de interdependência, a propagação desse vírus colocou em relevo a questão sanitária, que assumiu a pauta principal da agenda política de praticamente todos os países do globo. A interrupção da circulação de mercadorias e de pessoas provocou uma espécie de "trombose" nas malhas e estruturas urbanas das cidades, paralisando ou redefinindo os fluxos econômicos cruciais para a manutenção das sociedades e dos indivíduos. Além de tornar as urbes enfermas e de ceifar a vida de milhões de pessoas, essa tragédia também revelou muitos aspectos contraditórios da lógica neoliberal, presente em muitos Estados. Diante desse quadro – e se pensarmos, com Marc Bloch (2001), que o presente e o passado se interpenetram –, este livro pode, então, lançar alguma luz sobre as experiências vivenciadas nos dias atuais.

Além do esforço em promover a divulgação científica, o objetivo desta obra é contribuir para a compreensão dos problemas sanitários atuais por meio de uma exposição pontual e precisa das experiências médicas, sanitárias, patológicas e terapêuticas vivenciadas em outros tempos e lugares, fornecendo ao leitor uma espécie de guia que lhe possibilite adentrar, situar-se e orientar-se nos meandros das discussões historiográficas acerca da saúde, das doenças e da medicina.

É evidente que não pretendemos, com isso, esgotar ou aprofundar, de maneira densa e exaustiva, cada um desses temas – tarefa que, sem dúvida, demandaria um esforço coletivo. Esperamos, contudo, sob uma perspectiva social e cultural das ciências e com base nos(as) autores(as) citados neste trabalho, que o leitor possa participar desses debates, de modo crítico e reflexivo.

Para facilitar o alcance desse objetivo, optamos por dividir o livro em seis capítulos, os quais demonstram, em linhas gerais e de maneira panorâmica, os aspectos principais da história da saúde, das doenças e da medicina.

No primeiro capítulo, apresentamos os debates teóricos e as principais renovações epistemológicas que fundamentam as atuais pesquisas historiográficas sobre a saúde, as doenças e a medicina. Delineamos, ainda, um quadro explicativo referente às concepções de saúde e de doença, bem como suas mudanças ou permanências no decorrer do tempo.

O segundo capítulo é dedicado à análise dos saberes medicinais indígenas; nele, reconstituímos o arcabouço institucional de assistência médica montado no Brasil colonial com a Fisicatura-mor e as Santas Casas de Misericórdia.

Em seguida, no terceiro capítulo, debruçamo-nos sobre a institucionalização da medicina acadêmica no Brasil e a consequente perseguição aos terapeutas populares (sangradores, curandeiros e parteiras). Abordamos, também, alguns dos principais aspectos do discurso médico vigente no Brasil oitocentista.

No quarto capítulo, examinamos as políticas sanitárias e as principais ameaças epidêmicas verificadas no Brasil republicano, além da organização da saúde pública durante o primeiro governo Vargas e da criação do Sistema Único de Saúde (SUS).

No quinto capítulo, investigamos a percepção e a compreensão do corpo feminino pelo discurso médico, bem como analisamos as reflexões de Michel Foucault a respeito da medicina social, hospitalar e clínica. Encerramos o capítulo tratando das relações entre medicina tropical e colonialismo.

No sexto e último capítulo, evidenciamos de que forma os problemas de ordem sanitária levaram à formação de organizações internacionais de saúde e à realização de congressos voltados para a formulação de medidas capazes de garantir os fluxos migratórios e comerciais, bem como a segurança das populações. Esboçaremos, por fim, uma discussão referente aos impactos causados por doenças, como a malária, nos conflitos bélicos, e as consequências acarretadas por tais conflitos no âmbito da medicina e da saúde pública.

Boa leitura!

*João Pedro Dolinski*

# Como aproveitar ao máximo este livro

Empregamos nesta obra recursos que visam enriquecer seu aprendizado, facilitar a compreensão dos conteúdos e tornar a leitura mais dinâmica. Conheça a seguir cada uma dessas ferramentas e saiba como elas estão distribuídas no decorrer deste livro para bem aproveitá-las.

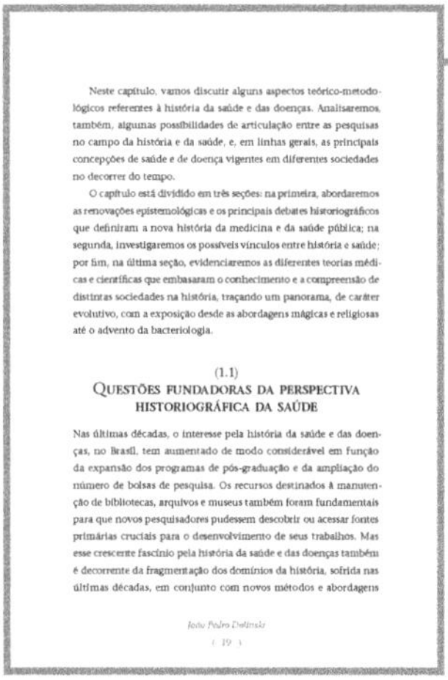

Neste capítulo, vamos discutir alguns aspectos teórico-metodológicos referentes à história da saúde e das doenças. Analisaremos, também, algumas possibilidades de articulação entre as pesquisas no campo da história e da saúde, e, em linhas gerais, as principais concepções de saúde e de doença vigentes em diferentes sociedades no decorrer do tempo.

O capítulo está dividido em três seções: na primeira, abordaremos as renovações epistemológicas e os principais debates historiográficos que definiram a nova história da medicina e da saúde pública; na segunda, investigaremos os possíveis vínculos entre história e saúde; por fim, na última seção, evidenciaremos as diferentes teorias médicas e científicas que embasaram o conhecimento e a compreensão de distintas sociedades na história, traçando um panorama, de caráter evolutivo, com a exposição desde as abordagens mágicas e religiosas até o advento da bacteriologia.

(1.1)
QUESTÕES FUNDADORAS DA PERSPECTIVA HISTORIOGRÁFICA DA SAÚDE

Nas últimas décadas, o interesse pela história da saúde e das doenças, no Brasil, tem aumentado de modo considerável em função da expansão dos programas de pós-graduação e da ampliação do número de bolsas de pesquisa. Os recursos destinados à manutenção de bibliotecas, arquivos e museus também foram fundamentais para que novos pesquisadores pudessem descobrir ou acessar fontes primárias cruciais para o desenvolvimento de seus trabalhos. Mas esse crescente fascínio pela história da saúde e das doenças também é decorrente da fragmentação dos domínios da história, sofrida nas últimas décadas, em conjunto com novos métodos e abordagens

João Pedro Dolinski

( 19 )

*Introdução ao capítulo:*

Logo na abertura do capítulo, informamos os temas de estudo e os objetivos de aprendizagem que serão nele abrangidos, fazendo considerações preliminares sobre as temáticas em foco.

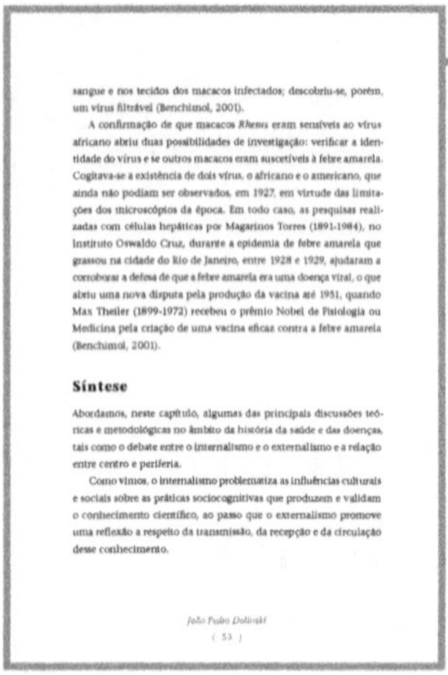

sangue e nos tecidos dos macacos infectados; descobriu-se, porém, um vírus filtrável (Benchimol, 2001).

A confirmação de que macacos *Rhesus* eram sensíveis ao vírus africano abriu duas possibilidades de investigação: verificar a identidade do vírus e se outros macacos eram suscetíveis à febre amarela. Cogitava-se a existência de dois vírus, o africano e o americano, que ainda não podiam ser observados, em 1927, em virtude das limitações dos microscópios da época. Em todo caso, as pesquisas realizadas com células hepáticas por Magarinos Torres (1891-1984), no Instituto Oswaldo Cruz, durante a epidemia de febre amarela que grassou na cidade do Rio de Janeiro, entre 1928 e 1929, ajudaram a corroborar a defesa de que a febre amarela era uma doença viral, o que abriu uma nova disputa pela produção da vacina até 1951, quando Max Theiler (1899-1972) recebeu o prêmio Nobel de Fisiologia ou Medicina pela criação de uma vacina eficaz contra a febre amarela (Benchimol, 2001).

**Síntese**

Abordamos, neste capítulo, algumas das principais discussões teóricas e metodológicas no âmbito da história da saúde e das doenças, tais como o debate entre o internalismo e o externalismo e a relação entre centro e periferia.

Como vimos, o internalismo problematiza as influências culturais e sociais sobre as práticas sociocognitivas que produzem e validam o conhecimento científico, ao passo que o externalismo promove uma reflexão a respeito da transmissão, da recepção e da circulação desse conhecimento.

*João Pedro Dolinski*

( 53 )

## *Síntese*

Ao final de cada capítulo, relacionamos as principais informações nele abordadas a fim de que você avalie as conclusões a que chegou, confirmando-as ou redefinindo-as.

## *Atividades de autoavaliação*

Apresentamos estas questões objetivas para que você verifique o grau de assimilação dos conceitos examinados, motivando-se a progredir em seus estudos.

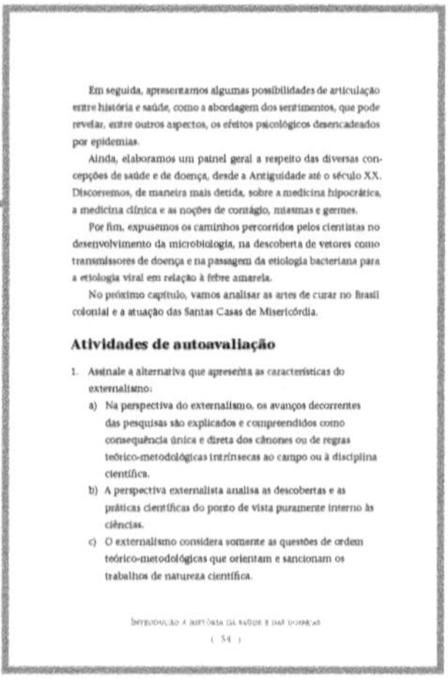

Em seguida, apresentamos algumas possibilidades de articulação entre história e saúde, como a abordagem dos sentimentos, que pode revelar, entre outros aspectos, os efeitos psicológicos desencadeados por epidemias.

Ainda, elaboramos um painel geral a respeito das diversas concepções de saúde e de doença, desde a Antiguidade até o século XX. Discorremos, de maneira mais detida, sobre a medicina hipocrática, a medicina clínica e as noções de contágio, miasmas e germes.

Por fim, expusemos os caminhos percorridos pelos cientistas no desenvolvimento da microbiologia, na descoberta de vetores como transmissores de doença e na passagem da etiologia bacteriana para a etiologia viral em relação à febre amarela.

No próximo capítulo, vamos analisar as artes de curar no Brasil colonial e a atuação das Santas Casas de Misericórdia.

**Atividades de autoavaliação**

1. Assinale a alternativa que apresenta as características do externalismo:
   a) Na perspectiva do externalismo, os avanços decorrentes das pesquisas são explicados e compreendidos como consequência única e direta dos cânones ou de regras teórico-metodológicas intrínsecas ao campo ou à disciplina científica.
   b) A perspectiva externalista analisa as descobertas e as práticas científicas do ponto de vista puramente interno às ciências.
   c) O externalismo considera somente as questões de ordem teórico-metodológicas que orientam e sancionam os trabalhos de natureza científica.

Introdução à história da saúde e das doenças

( 54 )

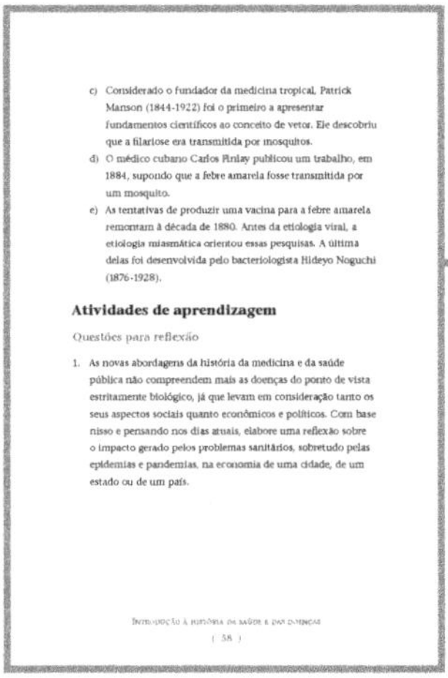

c) Considerado o fundador da medicina tropical, Patrick Manson (1844-1922) foi o primeiro a apresentar fundamentos científicos ao conceito de vetor. Ele descobriu que a filariose era transmitida por mosquitos.

d) O médico cubano Carlos Finlay publicou um trabalho, em 1884, supondo que a febre amarela fosse transmitida por um mosquito.

e) As tentativas de produzir uma vacina para a febre amarela remontam à década de 1880. Antes da etiologia viral, a etiologia miasmática orientou essas pesquisas. A última delas foi desenvolvida pelo bacteriologista Hideyo Noguchi (1876-1928).

**Atividades de aprendizagem**

Questões para reflexão

1. As novas abordagens da história da medicina e da saúde pública não compreendem mais as doenças do ponto de vista estritamente biológico, já que levam em consideração tanto os seus aspectos sociais quanto econômicos e políticos. Com base nisso e pensando nos dias atuais, elabore uma reflexão sobre o impacto gerado pelos problemas sanitários, sobretudo pelas epidemias e pandemias, na economia de uma cidade, de um estado ou de um país.

Introdução à história da saúde e das doenças

( 58 )

## *Atividades de aprendizagem*

Aqui apresentamos questões que aproximam conhecimentos teóricos e práticos a fim de que você analise criticamente determinado assunto.

## *Bibliografia comentada*

Nesta seção, comentamos algumas obras de referência para o estudo dos temas examinados ao longo do livro.

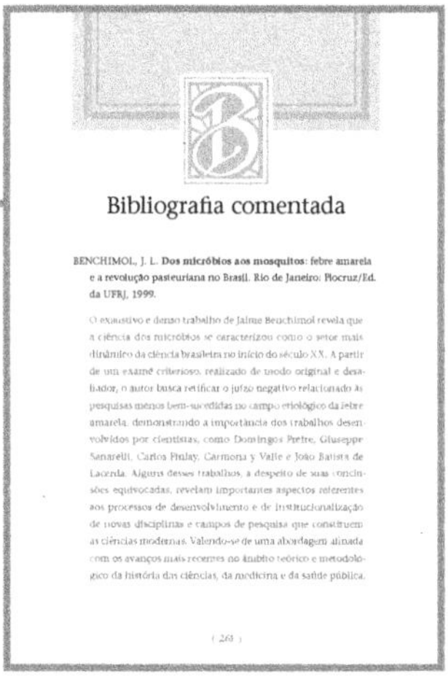

Bibliografia comentada

BENCHIMOL, J. L. **Dos micróbios aos mosquitos**: febre amarela e a revolução pasteuriana no Brasil. Rio de Janeiro: Fiocruz/Ed. da UFRJ, 1999.

O exaustivo e denso trabalho de Jaime Benchimol revela que a ciência dos micróbios se caracterizou como o setor mais dinâmico da ciência brasileira no início do século XX. A partir de um exame criterioso, realizado de modo original e desafiador, o autor busca retificar o juízo negativo relacionado às pesquisas menos bem-sucedidas no campo etiológico da febre amarela, demonstrando a importância dos trabalhos desenvolvidos por cientistas, como Domingos Freire, Giuseppe Sanarelli, Carlos Finlay, Carmona y Valle e João Batista de Lacerda. Alguns desses trabalhos, a despeito de suas conclusões equivocadas, revelam importantes aspectos referentes aos processos de desenvolvimento e de institucionalização de novas disciplinas e campos de pesquisa que construíram as ciências modernas. Valendo-se de uma abordagem alinhada com os avanços mais recentes no âmbito teórico e metodológico da história das ciências, da medicina e da saúde pública.

( 268 )

Capítulo 1

# História e historiografia da saúde pública

Neste capítulo, vamos discutir alguns aspectos teórico-metodológicos referentes à história da saúde e das doenças. Analisaremos, também, algumas possibilidades de articulação entre as pesquisas no campo da história e da saúde, e, em linhas gerais, as principais concepções de saúde e de doença vigentes em diferentes sociedades no decorrer do tempo.

O capítulo está dividido em três seções: na primeira, abordaremos as renovações epistemológicas e os principais debates historiográficos que definiram a nova história da medicina e da saúde pública; na segunda, investigaremos os possíveis vínculos entre história e saúde; por fim, na última seção, evidenciaremos as diferentes teorias médicas e científicas que embasaram o conhecimento e a compreensão de distintas sociedades na história, traçando um panorama, de caráter evolutivo, com a exposição desde as abordagens mágicas e religiosas até o advento da bacteriologia.

## (1.1) Questões fundadoras da perspectiva historiográfica da saúde

Nas últimas décadas, o interesse pela história da saúde e das doenças, no Brasil, tem aumentado de modo considerável em função da expansão dos programas de pós-graduação e da ampliação do número de bolsas de pesquisa. Os recursos destinados à manutenção de bibliotecas, arquivos e museus também foram fundamentais para que novos pesquisadores pudessem descobrir ou acessar fontes primárias cruciais para o desenvolvimento de seus trabalhos. Mas esse crescente fascínio pela história da saúde e das doenças também é decorrente da fragmentação dos domínios da história, sofrida nas últimas décadas, em conjunto com novos métodos e abordagens disseminados, desde a década de 1930, por movimentos como a escola dos Annales, a história nova, o estruturalismo e, de modo mais recente, a nova história cultural e a nova história política.

Tais renovações foram fundamentais para a transformação da história da medicina, tradicionalmente narrada, em grande parte, pelos próprios médicos, de maneira teleológica, factual, hagiográfica e sem nenhum rigor metodológico ou forma de problematização e contextualização históricas. Em geral, essas narrativas tradicionais enfatizam o progresso decorrente das pesquisas desenvolvidas pela medicina acadêmica, sublinhando determinado caráter moral e ético que se supõe inerente à profissão médica (Armus, 2002).

Os avanços suscitados por novos enfoques e novas abordagens no campo historiográfico resultaram no que tem sido reconhecido como *nova história da medicina, história da saúde pública* e *história sociocultural das doenças*.

No que diz respeito à primeira delas, o objetivo não é mais a criação de mitos, a glorificação da profissão e o enaltecimento das grandes descobertas. Pelo contrário, a ênfase agora recai sobre as iniciativas científicas que falharam, mas que, por outro lado, pavimentaram o caminho para aquelas que foram bem-sucedidas. De qualquer forma, todas essas perspectivas historiográficas dialogam com a história das ciências e discutem o contexto histórico no qual médicos, instituições e tratamentos não só triunfaram como também fracassaram. Todas elas compreendem as doenças tanto em sua dimensão biológica quanto, principalmente, em seus aspectos sociais, culturais, econômicos e políticos, isto é, procuram examinar as práticas médicas e sanitárias, as construções discursivas e o desenvolvimento e a legitimação de políticas públicas suscitadas pelas doenças. Buscam, ainda, analisar as influências externas no desenvolvimento médico-científico, os processos de profissionalização e medicalização, as instituições de controle médico e social, o papel do Estado na construção da infraestrutura sanitária, os impactos causados pelas epidemias, ressaltando o drama vivido de modo individual e coletivo, a alteração dos costumes e do cotidiano e, por fim, os usos culturais das doenças (Armus, 2002).

Como campo de pesquisa científica, a história da saúde pública floresceu somente após a Segunda Guerra Mundial, com o interesse historiográfico no crescimento da administração dos Estados modernos e no desenvolvimento dos sistemas de bem-estar social (Porter, 1999). Durante a década de 1950, pesquisadores, como George Rosen (1994), produziram narrativas históricas de longa duração (da Antiguidade aos anos que se seguiram à Segunda Guerra Mundial) sobre saúde e doenças no Ocidente. Seus trabalhos denotam grande erudição, a despeito do caráter evolutivo que suas narrativas apresentam. Porter (1999) afirma que isso decorre do contexto no qual essas obras foram produzidas. Nos anos 1950, o conceito de saúde pública estava vinculado à noção sanitária de reforma ambiental, do século XIX, e aos métodos da medicina preventiva, como a vacinação antivariólica. Essa vinculação ocorreu em virtude das regulações preventivas e ambientais que foram associadas ao controle de algumas doenças infecciosas no século XX, o que conferiu enorme prestígio à medicina científica e à saúde pública, representado, nas narrativas de Rosen, como o triunfo de uma longa tradição médica.

Após a década de 1960, na esteira das renovações epistemológicas e metodológicas ocorridas no âmbito da historiografia, os historiadores sociais da saúde e das doenças abandonaram as narrativas de longa duração que buscavam reconstituir o progresso das iniciativas médicas no combate às enfermidades. Passaram, a partir de então, a analisar os impactos das epidemias nas transformações históricas das populações do Hemisfério Norte Ocidental, problematizando o modo como diferentes grupos sociais e profissionais vivenciaram e interpretaram os surtos epidêmicos, bem como a forma pela qual reagiram a eles. Essa nova historiografia revelou como as doenças podem influenciar as relações entre classes, decisões e políticas públicas, bem como os processos de imperialismo e colonização (Porter, 1999).

Outro aspecto importante das novas narrativas desenvolvidas após a década de 1960 é a relação entre indivíduo e sociedade.[1] Nas histórias tradicionais da medicina, a perspectiva do doente, em geral, sempre foi ignorada. Quando levado em consideração, o paciente era tratado como mero objeto que deveria submeter-se passivamente ao médico, detentor do conhecimento científico. O paciente, portanto, não era considerado como sujeito ou alguém que estivesse inserido em uma sociedade ou configuração social. É muito provável que os próprios médicos não tivessem a consciência de pertencer a uma cadeia de interdependência humana mais ampla do que seu restrito círculo profissional. Com a superação dessas abordagens limitadas, os historiadores sociais da saúde e das doenças começaram a perceber o indivíduo ou o doente como alguém que está em relação com os outros, ou seja, inserido em uma situação social específica (Porter, 1999).

Apesar de não ignorarem os comportamentos e as crenças individuais, o foco das novas correntes historiográficas em relação à história da saúde pública se concentra nas ações sociais coletivas. Com efeito, a história da saúde de uma população tem sido compilada em consonância tanto com o conhecimento e com a prática médica-científica quanto com a história do bem-estar social e de como esse bem-estar foi fornecido pelo Estado, por agentes do mercado econômico e por voluntários. Torna-se crucial, portanto,

1 *Sobre esse clássico problema entre indivíduo e sociedade, ver: Silva, 2006.*

o exame da saúde das populações como um fenômeno político, isto é, a partir de uma análise da operação estrutural do poder, uma vez que as problematizações colocadas por essas narrativas buscam examinar as implicações políticas das medidas sanitárias impostas a determinada sociedade. Em outras palavras, uma história da saúde pública requer a necessária articulação analítica entre a história das ideias e a história das ações políticas, o que nos remete ao clássico debate entre internalismo e externalismo (Porter, 1999).

### 1.1.1 Internalismo e externalismo

A história da saúde e das doenças não pode ser dissociada da história das ciências. Problemas sanitários e fenômenos mórbidos estão em sintonia direta com o desenvolvimento médico-científico. No âmbito da história das ciências, um dos principais debates diz respeito ao internalismo e ao externalismo. Em linhas bastante gerais, a perspectiva internalista analisa as descobertas e as práticas científicas do ponto de vista puramente interno às ciências, isto é, os avanços decorrentes das pesquisas são explicados e compreendidos como consequência única e direta dos cânones ou de regras teórico-metodológicas intrínsecas ao campo ou à disciplina científica. A perspectiva externalista, por sua vez, busca levar em consideração não somente as questões de ordem teórico-metodológica que orientam e sancionam os trabalhos de natureza científica, mas também as relações entre os cientistas, entendidos como grupo social e profissional, e a sociedade na qual estão inseridos, investigando os vínculos ou as conexões que esses grupos estabelecem com o Estado, com as instituições e com os demais grupos sociais e profissionais. Dito de outra forma, a abordagem externalista não compreende a atividade científica e os próprios cientistas como mônadas ou esferas autônomas que gravitam em torno das sociedades ou pairam sobre elas, completamente apartados do mundo ou da realidade concreta na qual as massas informes se movem e se debatem, de maneira mais ou menos consciente. O externalismo, na verdade, mostra a influência das formas não científicas da cultura sobre a ciência.

No que diz respeito ao debate propriamente dito, Steven Shapin (1992) argumenta que a teoria do interno e do externo não foi definida, descrita ou avaliada de modo aprofundado. Para ele, existe uma série de orientações e de práticas imprecisas e incertas que caracterizaram o debate. Ao desenvolver uma arqueologia esquemática da discussão acerca do "interno e externo", Shapin (1992) ressalta que não é a possibilidade de diferentes formas de prática histórica que deve ser posta em questão, mas suas relativas validades. Nesse sentido, uma característica importante do debate seria a equiparação entre "externo" e "social": ciência e sociedade seriam sistemas formados por agentes cognitivos dispostos de maneira coletiva. Ao descrever os pontos fortes e as limitações da discussão em torno do "interno e externo", Shapin (1992) propõe um modelo teórico que, em sua concepção, seria o mais adequado para a investigação histórica e sociológica das ciências. Esse modelo aproximaria, assim, as concepções do historicismo (que, para o autor, seria um poderoso instrumento contra o anacronismo/presentismo) e as da teoria ator-rede, de Bruno Latour.

Na perspectiva do Bruno Latour (1988; 2000), o que conta como ciência e o que conta como sociedade são os resultados de relações de força. A influência social sobre a ciência seria um tópico de investigação, e não um recurso. Para o antropólogo francês, não há como identificar ação social sem identificar técnica e ciência. Em sua visão, nunca confrontamos ciência sem confrontar ação política e social. Por tal perspectiva, os objetos de estudo da história e da sociologia das ciências nunca são, portanto, a "pura ciência" ou a "pura sociedade":

eles são, na verdade, atores-rede, conceito que diz respeito à conexão de humanos com outros humanos, de objetos com outros objetos e de humanos com objetos. Latour enfatiza, assim, a necessidade de um projeto a-moderno, que transcenda os dualismos sociedade/ciência, sujeito/objeto, humano/não humano. O autor assinala, ainda, que não devemos mais falar em ciência e sociedade, mas sim em associações mais fortes ou mais fracas, ou elementos heterogêneos, abandonando, dessa forma, o discurso "interno e externo", uma vez que os termos cruciais dessa teoria seriam, pois, inválidos do ponto de vista analítico.

Guerra Manzo (2012) argumenta que a teoria interna e externa não seria apropriada para explicar a passagem de um pensamento pré-científico para um conhecimento mais distanciado, com maior grau de adequação ao objeto, uma vez que distinções conceituais absolutas entre as duas categorias seriam errôneas e não indicariam, portanto, as conexões correspondentes entre essas instâncias.

Por seu turno, Norbert Elias (1997) considera inócua a compartimentação das ciências entre dois polos antagônicos, divididos entre "razão pura" e "mundo social não racional". Dessa forma, chega-se à conclusão de que a distinção entre racionalidade e irracionalidade seria falsa. Elias procurou configurar seu pensamento de modo sistêmico, pelo qual não há espaço para as clássicas oposições binárias da filosofia do conhecimento tradicional, como sujeito/objeto; natureza/cultura; indivíduo/sociedade; e, no âmbito da história das ciências, interno e externo; centro e periferia. Em sua concepção, todo o conhecimento pressupõe uma mediação pendular entre compromisso e distanciamento. O conhecimento, na concepção eliasiana, não provém de uma única pessoa ou de um *a priori* kantiano. Ele é processual, constituído não por indivíduos isolados, mas por grupos de indivíduos estruturados em figurações sociais ou sociedades.

## 1.1.2 Centro e periferia

Assim como o problema das influências internas ou externas nas ciências, a transmissão, a circulação, a adaptação e a ressignificação das ideias e das práticas científicas em diferentes contextos sociais, religiosos, econômicos, culturais, ideológicos e políticos também foi, e continua a ser, uma das principais questões teóricas debatida entre os historiadores das ciências, da saúde e das doenças. Embora esse debate tenha sido reduzido a uma simples oposição binária entre centro e periferia, muitos pesquisadores se esforçaram para conferir maior profundidade a esse problema, explorando as diversas nuances e camadas que configuram a circulação dos saberes entre as diferentes sociedades do globo.

Durante a década de 1970, alguns autores interpretaram a atividade científica produzida em contextos periféricos a partir do modelo diacrônico e determinista desenvolvido por George Basalla (1967). Basalla (1967) divide o processo de disseminação da ciência ocidental em três fases. A primeira fase é aquela em que ocorre o contato entre um novo país e um país europeu, via colonização, conquista militar e trabalho missionário. Nessa fase, o novo país serve como "fonte de dados" que serão enviados à Europa para serem absorvidos, classificados e analisados. A segunda fase acontece quando cientistas desse novo país começam a participar da exploração da ciência, fundando as primeiras instituições científicas locais. Basalla (1967) denomina essa fase de *colonial*, pois a comunidade científica autóctone ainda depende das tradições da ciência europeia. A terceira fase ocorre quando o país local tem estrutura suficiente para produzir trabalhos e recrutar cientistas nacionais, independentemente da ciência europeia.

O modelo de Basalla constituiu a base da abordagem de Nancy Stepan (1976) sobre o processo de institucionalização das ciências no Brasil. A autora, no entanto, sugeriu que entre as fases dois e três existiria uma fase intermediária, que oscilaria entre uma relação de dependência/independência parciais. Stepan (1976) ainda argumenta que Basalla ignorou o alto grau de interdependência científica entre as nações adiantadas e a progressão da ciência em relação à industrialização do mundo em desenvolvimento, o que trouxe, para esses países periféricos, uma confiança nos materiais, na tecnologia e no apoio estrangeiros.

Para Stepan (1976), haveria uma rede de instituições responsável por amparar a pesquisa científica, tais como: institutos, laboratórios, universidades e canais de publicações. Em sua visão, países como o Brasil, sobretudo durante os séculos XVIII e XIX, estavam na periferia desse processo por uma série de motivos: desenvolvimento econômico e industrial inicialmente lentos e mais tarde dependentes; isolamento dos "homens de ciência" em relação às sociedades científicas em virtude da falta, no país, de treinamento científico adequado; falta de instituições de apoio, como bibliotecas, escolas, universidades, laboratórios; e, por fim, dogmas religiosos, padrões educacionais e valores tradicionais sustentados pelas elites. Todos esses fatores teriam ajudado a cunhar uma cultura nacional responsável por inibir a formação e o estabelecimento de comunidades científicas. No caso do Brasil, ela ainda ressalta aspectos como a cultura e a tradição portuguesa e a forma como ocorreu a independência em relação à Portugal, ou seja, a manutenção de uma cultura patriarcal e de uma economia agroexportadora, bem como a persistência da escravidão negra até 1888 e o desenvolvimento industrial pífio.

Mais recentemente, contrapondo-se aos modelos vigentes nas décadas de 1970-1980, Ilana Löwy (2006) realizou um estudo a respeito da febre amarela no Brasil, problematizando a circulação das práticas científicas. Sob uma perspectiva social e cultural das ciências, que privilegia noções, como "circulação", "negociação" e "apropriação", a autora reconstituiu o desenvolvimento de tais práticas em seus múltiplos espaços: laboratório, campo, periódicos especializados e instituições, além de demonstrar que as diferentes dimensões da transferência de conhecimentos estão interligadas.

Por sua vez, Kostas Gavroglu et al. (2008) compreendem o conceito de circulação como um procedimento mediativo entre o local e o global. Para Gavroglu et al. (2008, p. 161, tradução nossa) "a circulação de ideias e práticas depende, primeiro e principalmente, de pessoas, é um componente fundamental na consolidação da cultura científica e tecnológica". Os saberes que circulam não são transmitidos, mas sim apropriados. Gavroglu et al. (2008) afirmam que o termo *apropriação* denota o ponto de vista dos receptores, uma vez que o conhecimento, quando introduzido em contextos sociais e culturais distintos, sofre transformações.

A oposição binária entre centro e periferia passou a ser questionada nas narrativas produzidas após a década de 1980. Até então, trabalhos como o de George Basalla interpretavam de maneira evolutiva e teleológica o desenvolvimento das ciências em países situados às margens do sistema capitalista hegemônico.

Nos dias atuais, os estudos históricos sobre as ciências, a medicina, a saúde e as doenças privilegiam conceitos, como *circulação*, *apropriação*, *ressignificação*, entre outros. A historiografia recente não compreende mais a produção científica como originária de um núcleo ou de uma região central a partir da qual ela seria transmitida e assimilada, de modo passivo, pelas regiões adjacentes e periféricas, as quais necessitariam, antes de tudo, passar por determinados estágios evolutivos para, somente então, tornarem-se capazes de receber, de maneira pronta e acabada, o conhecimento produzido pelas nações mais avançadas. É como se esse núcleo, ou centro, fosse uma espécie de manancial a partir do qual brotasse todo o conhecimento possível. Hoje, sabemos que esse processo não é tão simples assim. Toda forma de conhecimento, quando inserida em determinado contexto social, envolve negociação, adaptação, reformulação e, sem dúvida, resistências, tensões e conflitos.

Na próxima seção, discutiremos algumas possibilidades de articulação entre história, saúde e doenças, buscando esclarecer como esses campos podem dialogar entre si e produzir pesquisas relevantes e significativas.

## (1.2) Relações entre história e saúde

Conforme observa Porter (1999), a história da saúde pública está preocupada com as implicações sociais, políticas e econômicas dos problemas sanitários entre diferentes grupos e classes sociais, instituições e Estados. O exame das ações sociais em termos de grupos (e não de indivíduos) que formam amplas configurações (etnias, povos, aldeias, cidades, nações, impérios, dinastias etc.) envolve, necessariamente, de acordo com esse autor, uma análise das operações estruturais do poder político e estatal. Para as abordagens que se debruçam sobre a história moderna e contemporânea, esse tipo de poder (político e estatal), em sua relação com a saúde das populações, requer uma reflexão à parte e mais detalhada a respeito não só da ascensão dos Estados Modernos como esferas políticas autônomas, mas também das diferentes interpretações que têm sido feitas em relação ao "contrato social" entre Estado e sociedade civil no que diz respeito às políticas sanitárias.

Para além dos impactos verificados no cotidiano, no imaginário, na sensibilidade, na segurança e na economia de uma sociedade, as doenças, mediante manifestações epidêmicas, provocam profundas alterações psicológicas nos indivíduos e nos grupos afetados. O medo e a ansiedade que uma epidemia desperta podem ser comparados aos temores suscitados pela fome, pelas revoluções e pelas guerras. Durante as crises epidêmicas, acentuam-se os conflitos étnicos, de classe e de religião, principalmente em razão da necessidade de imputar a um grupo social a responsabilidade pela tragédia.

Uma epidemia é capaz de produzir impactos emocionais significativos em uma sociedade, já que a intensidade desses efeitos se situa tanto no tempo quanto no espaço. A ocorrência de uma epidemia inclusive, pode ser definida como um episódio de pânico e de trauma psíquico que gera consequências em âmbitos individual e coletivo, pois abrange a população de determinado local. Os efeitos desses eventos traumáticos despertam perturbações nos comportamentos cotidianos, alterando os costumes, os hábitos e, em especial, as relações humanas. Tais práticas puderam ser observadas em diferentes contextos históricos, durante a ocorrência de epidemias, incluindo, até mesmo, a alteração dos costumes fúnebres. Os cantos deixam de ser entoados, assim como deixam de ser realizados os toques de finados e os sepultamentos individuais; o sacramento da comunhão, ministrado aos moribundos, é abolido; cortejos fúnebres, enterros faustosos também passam a ser considerados prejudiciais à população. As famílias isolam os entes adoecidos. Missas, comércio, aulas e qualquer espécie de lazer e divertimento são proscritos. Na Europa, durante a epidemia de Peste Negra, era comum o sacrifício, em massa, de animais, como cães, gatos, porcos e pombos, pois se pensava que, com tal atitude, o mal deixaria de se propagar. Também era usual que as autoridades médicas ordenassem uma vigilância auditiva e olfativa, pois, até meados do século XIX, imaginava-se que odores, barulhos de sinos e procissões pudessem agravar o estado de saúde de um enfermo (Delumeau, 2009).

Historiadores, como Lucien Febvre (1941), já chamavam a atenção, na década de 1940, para a importância da investigação de temas, como emoções, paixões, sentimentos e estrutura psíquica de grupos e indivíduos. Os métodos e a tipologia dos documentos precisaram sofrer inflexões para que a vida emocional dos seres humanos pudesse ser historicizada. A tipologia documental ortodoxa – em geral, os documentos oficiais de Estado – não seria suficiente ou capaz, por si só, de permitir ao historiador dos sentimentos e das percepções reconstituir, em profundidade e com certa riqueza de detalhes, essa dimensão tão complexa da vida humana.

As renovações epistemológicas na historiografia também contribuíram para o avanço das pesquisas na área da saúde pública e das doenças. A aproximação da história com outras ciências sociais, como a antropologia e a arqueologia, permitiu a ampliação das tipologias de fontes utilizadas e o refinamento de enfoques e abordagens. A utilização de fontes materiais, e não somente escritas, revelou novas dimensões e ângulos inusitados em relação à forma como diferentes sociedades enfrentaram as doenças e desenvolveram práticas de higiene e de saneamento no decorrer da história. Escavações arqueológicas no sítio de Mohenjo-Daro, por exemplo, localizado atualmente no Paquistão, revelaram a existência de banheiros e de esgotos nas construções daquela antiga civilização, que floresceu há mais de 4.000 anos. Aquedutos já eram uma realidade na cultura creto-micênica. As escavações mostraram um engenhoso suprimento de água em Troia, inclusive com instalações de torneiras (Rosen, 1994). A paleopatologia, por sua vez, demonstrou como as doenças são antigas e se manifestavam mediante infecções, infestações, distúrbios metabólicos, neoplasias e traumatismos. Enfermidades, como esquistossomose e tuberculose da espinha, foram descobertas entre os egípcios antigos (cerca de 3.000 anos atrás) e os povos pré-colombianos (Rosen, 1979).

Com o auxílio dessas ciências, os historiadores da saúde pública puderam, então, compreender como a assistência médica e sanitária reflete a estrutura de uma sociedade específica, da mesma forma que as doenças nos dizem muito a respeito do mundo em que vivemos. Patologias, como raquitismo e escorbuto, informam sobre a dieta, as condições de vida e os aspectos da classe social de uma população. Como fenômeno biológico que gera impactos demográficos, a doença surge e afeta as condições e as relações sociais que envolvem os seres humanos, por isso ela só pode ser compreendida em determinados contextos biológicos, sociais, econômicos, políticos, religiosos e culturais

Na próxima seção, colocaremos em evidência as principais concepções de saúde e de doença adotadas por diferentes sociedades com o passar do tempo.

## (1.3) Concepções de saúde e de doença no decorrer da história

Antes da descoberta do mundo dos organismos infinitamente pequenos, também chamados de *microrganismos*, e do advento da bacteriologia, as doenças eram interpretadas com base em inúmeros aspectos. Essas interpretações diferiam de acordo com a cultura e com o contexto histórico; algumas chegaram a constituir paradigmas científicos, conforme definido por Kuhn (2001)[2], e ecoaram por longos períodos até seu completo abandono diante da ascensão de novas descobertas que levaram à afirmação de novos paradigmas. No cotidiano de muitos povos, antigas concepções de cura e de doença ainda persistem hodiernamente, como é o caso das tradições indígenas.

No âmbito científico, essas tradições antigas são vistas com certo desprezo, consideradas primitivas e supersticiosas. Discutiremos esse problema mais adiante. Neste momento, precisamos compreender que o caminho percorrido pela medicina acadêmica até os dias de hoje não foi linear nem previsível. Apesar de sua hegemonia, a medicina científica não foi (e continua não sendo) a única forma de resolver os problemas de saúde e de entender o surgimento das doenças.

Nas civilizações mesopotâmicas, o conhecimento religioso estruturava a compreensão daqueles povos a respeito das doenças que eram associadas a pecados, à magia ou a atos impuros e, por conseguinte, atribuídas aos deuses. A terapêutica consistia na descoberta do pecado e na identificação dos sintomas; somente assim seria possível saber qual deus tinha sido o responsável pela moléstia. Mediante sacrifícios, rituais, preces, perdões e oferendas, a ira divina poderia, então, ser tranquilizada. Importante ressaltar que muitas espécies de plantas eram utilizadas como remédios, uma vez que, na Mesopotâmia, algumas doenças eram interpretadas como decorrentes de causas naturais (Martins, 1997).

Na Índia antiga, as concepções de doença eram semelhantes às das civilizações mesopotâmicas. Dois aspectos específicos distinguiam a tradição indiana: a crença segundo a qual as enfermidades

---

2 *Paradigma, segundo Thomas Kuhn, é um conjunto de leis, teorias, aplicações e instrumentações a partir das quais se desenvolvem tradições coerentes e específicas de pesquisa científica.*

poderiam ser afastadas pela fumaça de plantas aromáticas (incensos); e a conexão entre vermes e o surgimento de determinadas moléstias. Em suma, a medicina religiosa dessas civilizações supunha que os corpos eram invadidos por entidades visíveis (vermes) e invisíveis (espíritos), denotando, assim, tanto uma concepção natural como sobrenatural acerca das doenças (Martins, 1997).

Na próxima seção, veremos que, a partir do século V a.C., começaram a surgir, na Grécia antiga, as primeiras teorias que buscavam conferir uma explicação racional e empírica à origem das doenças.

### 1.3.1 Medicina hipocrática

No século VI a.C., teorias difundidas por escritos filosóficos, como os de Pitágoras e os de Alcméon, começaram a relacionar a saúde com o equilíbrio e a harmonia do corpo: excessos e desarmonias resultariam em doenças. Essas teorias buscavam formular explicações mais racionais e distintas daquelas vinculadas à mitologia.

No século V a.C., o médico Euryphon de Cnidos passou a atribuir as causas das enfermidades aos distúrbios alimentares. Esse conjunto teórico constituiu a base do pensamento de Hipócrates, médico grego, considerado o "pai da medicina", que viveu entre os anos 460 a 377 a.C. Muitos escritos que sobreviveram até os dias de hoje são atribuídos a Hipócrates, embora os pesquisadores acreditem que grande parte desses escritos não tenha sido, de fato, produzida por ele. Em sua totalidade, esses escritos formam o *Corpus Hippocraticum*, reunidos quando da fundação da biblioteca de Alexandria, por volta do século III a.C. (Martins, 1997).

De acordo com a teoria hipocrática, ou teoria dos humores, o corpo humano é constituído por certo número de líquidos, ou humores. Em sua acepção original, a palavra *humor* significava líquido ou fluido.

Quando esses humores estivessem em equilíbrio no corpo humano, o estado do indivíduo seria considerado saudável. Essa harmonia era conhecida como *eucrasia*. Por sua vez, qualquer desequilíbrio no arranjo interno desses humores resultaria em desarmonia, ou discrasia, isto é, doença. Eram considerados *humores* o sangue (quente e úmido), a fleuma (fria e úmida), a bílis amarela (quente e seca) e a bílis negra (fria e seca). A falta ou o excesso de algum desses humores no corpo humano resultaria em distúrbios patológicos (Martins, 1997).

A teoria humoral apresenta notável semelhança com a teoria dos quatro elementos de Empédocles (494-430 a.C.), segundo a qual tudo seria constituído a partir de terra, fogo, água e ar. Em síntese, a doença e a saúde, conforme a teoria humoral, seriam o resultado de um conjunto de fatores, como alimentação, clima, modo de vida, idade e gênero. Por esse motivo, os gregos antigos atribuíam uma importância muito grande à dieta alimentar, já que os alimentos seriam os responsáveis pela produção dos humores no organismo. A terapêutica exigia que os humores em excesso fossem expelidos do corpo pela urina, pelo suor, pelos excrementos ou pelo catarro. Os métodos para a expulsão dos excessos humorais e a consequente restauração do equilíbrio consistiam em sangrias, remédios purgativos, eméticos e clisteres. Além de restabelecer o equilíbrio dos fluidos, a terapêutica também buscava recuperar a qualidade desses humores. Se a bílis estivesse muito quente, esse estado precisava ser alterado. Nesses casos, os remédios aplicados deveriam ter propriedades opostas aos humores, ou seja, se o paciente estivesse com a bílis amarela muito "quente", deveria ingerir alimentos e líquidos "frios". Outro aspecto da terapêutica hipocrática consistia em não intervir no curso natural da doença. Em alguns casos, era necessário deixar o organismo curar-se por si próprio; o médico deveria intervir somente para auxiliar na cura natural do enfermo (Martins, 1997).

Aristóteles (384-322 a.C.) refinou a doutrina dos quatro elementos de Empédocles, articulando-a com os órgãos e humores do corpo humano. Os quatro elementos básicos da natureza (água, terra, ar e fogo) formariam dois pares de opostos: quente-frio e úmido-seco. Seria possível haver a combinação entre elementos quentes e úmidos ou secos, da mesma forma que elementos frios poderiam ser combinados com outros elementos secos ou úmidos. Dessa relação resultou a concepção segundo a qual o sangue seria quente e úmido, podendo ser associado ao ar; a fleuma, por sua vez, seria fria e úmida, associada, portanto, à água. A bílis negra seria fria e úmida como a terra, e a bílis amarela, quente e seca como o fogo. A filosofia aristotélica, também conhecida como *peripatética*, conferiu, assim, contornos mais sistemáticos à medicina hipocrática (Martins, 1997).

Hipócrates exerceu significativa influência no pensamento de Galeno, médico romano que viveu entre os anos 129 e 200 d.C. e foi responsável pelo desenvolvimento da teoria dos temperamentos, baseada na teoria dos humores. Segundo sua teoria, seriam quatro os temperamentos: sanguíneo, bilioso (ou colérico), melancólico e fleumático. A predominância de um ou dois humores no organismo poderia influenciar o tipo físico e a personalidade do indivíduo. De acordo com Galeno, a preservação da saúde dependia de cuidados com o ar, o ambiente, a alimentação, o repouso, o movimento, a excreção e as paixões da alma. A moderação e o equilíbrio entre esses fatores evitariam o desenvolvimento de enfermidades (Martins, 1997). É possível observar uma considerável influência tanto da teoria hipocrática quanto da filosofia aristotélica na medicina ocidental até o século XVIII, quando uma nova configuração epistemológica alterou profundamente as práticas científicas.

### 1.3.2 Dos humores à medicina clínica

Entre os séculos XVI e XVIII, a medicina ocidental passou por transformações epistemológicas, decorrentes, entre outros fatores, do Renascimento, da ascensão da filosofia mecanicista, do experimentalismo e da ilustração. Tais fatores contribuíram para a formação de novos paradigmas científicos, cujos impactos foram significativos na área da medicina, que passou a se voltar de maneira mais incisiva aos estudos anatomopatológicos e cirúrgicos em busca de uma base teórica definitiva.

No século XVIII, o conhecimento médico-científico ainda carecia de um corpo teórico sólido e unificado. Inexistia sintonia entre teoria e prática. A terapêutica organizava-se segundo princípios que não eram controlados com exatidão pela teoria médica, pela análise fisiológica ou pela observação dos sintomas. Os médicos não controlavam de maneira exclusiva as práticas terapêuticas em virtude da influência de curandeiros e de outros terapeutas populares. A impossibilidade, portanto, de constituir um *corpus* epistemológico coerente e unificado era decorrente da existência de inúmeras crenças e doutrinas médicas.

A teoria da excitabilidade, por exemplo, elaborada pelo médico inglês J. Brown (1735-1788), propugnava que a vida não seria um estado normal espontâneo, mas um estado forçado, mantido à custa de estímulos contínuos; por tal perspectiva, o estado de saúde seria, então, medido segundo a intensidade dos estímulos e do grau de excitabilidade dos órgãos, e as doenças seriam geradas pelo descompasso entre estímulo e excitabilidade.

As escolas médicas de Paris e de Montpellier, por sua vez, apoiavam-se no vitalismo, doutrina desenvolvida por Georg E. Stahl (1660-1734) como oposição à tentativa dos iatroquímicos de constituir uma medicina totalmente baseada nos conhecimentos físicos e químicos da época. Para Stahl, todo organismo tinha uma *anima*, princípio vital responsável pela manutenção da vida. A doença, de acordo com essa doutrina, seria resultado do desequilíbrio entre os movimentos que proporcionam a vida do corpo. Um dos mais importantes vitalistas foi P. Pinel (1745-1826), que estabeleceu uma taxonomia das doenças, na tentativa de igualar a medicina às ciências naturais. Com base nessa classificação, Pinel conseguiu demonstrar que certos tecidos estavam sujeitos a patologias específicas, abrindo caminho para os estudos de F. Bichat (1711-1802), que, em linhas gerais, procurou explicar o vitalismo de Stahl de maneira fisiológica (Ferreira, 1993; Foucault, 1978). As fibras sólidas passaram, então, a ser o foco dos estudos relacionados às manifestações mórbidas, e não mais os humores e os fluidos, o que possibilitou o desenvolvimento da teoria da irritabilidade, de Francis Glisson (1599-1677) e de Albrecht von Haller (1708-1777). Segundo Foucault (2008a), os estímulos externos apontados pelas teorias da irritabilidade propiciaram os fundamentos conceituais sobre os quais emergiu a medicina fisiológica de François Joseph Victor Broussais (1772-1838), para quem a doença seria o resultado do movimento de tecidos causado pelos estímulos irritantes.

Na passagem do século XVIII para o XIX, três fenômenos distintos pavimentaram os novos caminhos seguidos pela medicina: o nascimento da clínica e do método anatomoclínico; o desenvolvimento do ceticismo terapêutico; e o advento da fisiologia como disciplina autônoma. A medicina clínica surgiu da articulação entre uma série de fenômenos, dos quais podemos destacar: a reorganização da percepção médica do indivíduo doente; a conexão teórica mais afinada com a anatomia patológica (a clínica lia os sintomas patológicos, ao passo que a anatomia patológica estudava as alterações dos tecidos); a nova compreensão e distribuição do espaço corporal (distinção, por exemplo, entre tecidos e órgãos internos); e as novas interpretações nosológica, etiológica e sintomatológica dos fenômenos patológicos.

A ascensão da medicina clínica, no entanto, não ocorreu simplesmente em função do triunfo da razão sobre a imaginação: trata-se de uma mudança que fez emergir aquilo que até então não podia ser visto nem enunciado, uma vez que estava além do domínio da linguagem (Foucault, 2008a). Em síntese, o método anatomoclínico veio a ser uma resposta a três problemas fundamentais da medicina da época, isto é, o diagnóstico; a identificação de uma patologia específica mediante a análise das lesões internas do organismo; e a terapêutica. Havia, naquele tempo, um ceticismo terapêutico em virtude do uso indiscriminado de medicamentos. Tal desconfiança resultou em uma classificação mais rigorosa dos remédios, que eliminou aqueles considerados inócuos e nocivos (Ferreira, 1993).

Antes associada aos estudos anatômicos (descrição dos órgãos), a fisiologia (explicação das funções dos órgãos), institucionalizada em virtude das pesquisas realizadas pelo médico suíço Albrecht von Haller (1708-1777), ganhou grande prestígio no século XIX em virtude da reformulação teórica do conceito de *função* (compreendido, na época, como todas as "ações da matéria viva", ou seja, respiração, transmissão nervosa, química digestiva, fluxo sanguíneo etc.), cuja ideia de irredutibilidade dos fenômenos funcionais às estruturas anatômicas lançou as bases para novos programas de pesquisa. Foram os trabalhos do químico francês A. Lavoisier (1743-1794) sobre a respiração e as causas do calor animal que revelaram que as propriedades fisiológicas não podiam ser deduzidas das estruturas anatômicas. Esse princípio já estava enunciado de modo implícito nos estudos do médico britânico William Harvey (1578-1657) sobre a circulação sanguínea. Assim, a respiração passou a ser explicada sem referências à estrutura anatômica do coração e do pulmão. Estava, portanto, estabelecida a distinção entre abordagem funcional e estrutural (Ferreira, 1993).

### 1.3.3 Contágio, miasmas e germes

A despeito dos avanços no campo da anatomia e da fisiologia, que possibilitaram o desenvolvimento de novas percepções da distribuição dos elementos constituintes do corpo humano (como tecidos e órgãos), do entendimento do fenômeno patológico e da articulação entre doença e organismo, a etiologia (causa/origem) de muitas moléstias ainda era uma incógnita para os médicos no século XIX. A febre amarela, por exemplo, que se tornou um problema de saúde pública para muitos países no Oitocentos, desafiava as autoridades sanitárias e os "homens de ciência", que dedicaram grande parte de suas vidas não só para combatê-la, mas também para compreender suas origens e causas, com o objetivo de produzir um imunizante que fosse capaz de neutralizá-la.

Noções como de contágio e de germes já podiam ser encontradas na literatura médica daquele período (século XIX). A suposição segundo a qual as doenças seriam provocadas por minúsculas criaturas vivas já era debatida no século XVIII. Por sua vez, a noção de contágio já estava subentendida na teoria hipocrática, uma vez que a inalação de ar corrompido pelos poros da pele ou através da respiração poderia desequilibrar os humores corporais. Durante a Peste Negra, que varreu a Europa entre os anos 1347 e 1351, acreditava-se que o contato com os enfermos ou com qualquer objeto que a eles pertencesse, como roupas, poderia transmitir o mal. O ar precisava ser purificado, pois ficava contaminado com a exalação proveniente de cadáveres e lixos em decomposição espalhados pelas ruas. Por isso, as pessoas carregavam consigo ervas, flores e especiarias, além de máscaras, a fim de evitar a inalação do ar pestilento e corrompido. A lepra também foi uma doença que, entre os séculos XII e XIV, esteve associada à ideia de contágio. Importante ressaltarmos que, naquela época, assim como na Antiguidade, o imaginário em relação às epidemias estava ligado à ira divina, ao clima (teoria humoral) e às influências astrológicas (Czeresnia, 1997). Foi somente a partir do século XVI que surgiram as primeiras tentativas de formular uma teoria do contágio mais sistemática e com contornos científicos mais definidos. Uma dessas tentativas foi a de G. Fracastoro (1478-1553).

Em 1546, Fracastoro publicou sua obra *Contágio*, na qual afirma que este seria uma corrupção causada pela infecção de partículas invisíveis. O contágio poderia ser propagado diretamente, de pessoa para pessoa, ou indiretamente, por meio de objetos. A teoria de Fracastoro não compreendia as epidemias como o desequilíbrio de uma constituição atmosférica, climática ou humoral; pelo contrário, sua teoria buscava encontrar uma causa ou um princípio que fosse a origem da epidemia. Apesar de divergir da teoria humoral, Fracastoro defendia que os contágios também poderiam ser formados a partir de putrefações decorrentes de influências astrológicas e ambientais; além disso, suas recomendações terapêuticas eram semelhantes às práticas medievais de cura (Czeresnia, 1997).

De acordo com Dina Czeresnia (1997), tanto a noção de contágio quanto a de miasma estavam ligadas a duas concepções diferentes de doenças: a concepção ontológica e a concepção dinâmica. A primeira delas esteve presente no imaginário de praticamente todas as culturas do mundo antigo; e a segunda foi formulada na Grécia antiga, a partir da ideia de *physis*. Na concepção ontológica, a doença era considerada uma entidade concreta, com existência própria, oriunda do exterior, e não do interior do corpo humano. Era, assim, uma invasão do corpo pelo ar, por espíritos, possessões demoníacas ou flechas lançadas pelos deuses. A cura consistia na expulsão da doença por meio de rituais mágicos. Já na concepção dinâmica, a doença era compreendida como uma perturbação do equilíbrio e da harmonia da *physis*, ou dos quatro humores, que vimos antes. Sob essa perspectiva, a doença não vinha do exterior, mas fazia parte da constituição do organismo humano. A explicação dos miasmas envolvia tanto a concepção ontológica (ar) quanto a concepção dinâmica (*physis*).

Na concepção miasmática, o ar recebia as emanações das matérias orgânicas animais e vegetais em estado de fermentação, o que dava origem às moléstias pestilenciais. O sueco Jöns Jakob Berzelius (1779-1848) e os químicos alemães Friedrich Wöhler (1800-1882) e Justus Von Liebig (1803-1873) reduziram os processos de fermentação à interação de forças químicas e físicas, à luz das hipóteses de Lavoisier e em oposição a todas as formas de vitalismo. Para Liebig, fermentação e putrefação eram instabilidades químicas provocadas pela presença de matéria orgânica em decomposição, em um estado de vibração molecular interna que podia comunicar-se com outras matérias orgânicas ou inorgânicas, fazendo com que estas se desagregassem também. Já na concepção de Berzelius, os processos fermentativos requeriam a intervenção de uma substância particular, que agia por uma força, denominada *catalítica*, provocando a decomposição do corpo com o qual entrava em contato. Em 1830, os franceses Cagniard de Latour (1777-1859), Theodor Schwann (1810-1882) e o alemão Friedrich Traugott Kützing (1807-1893) supuseram que a fermentação da cerveja e do vinho era o resultado da atividade de células ou corpúsculos vivos que Latour incluiu no reino vegetal. Schwann classificou tais microrganismos como fungos, e Kützing, como algas dotadas de acentuado polimorfismo (Benchimol, 1999).

Max Von Pettenkofer (1818-1901), pela teoria do solo, utilizada para explicar tanto a transmissão do cólera quanto a da febre tifoide e a da febre amarela, apresentou uma explicação para a ocorrência de epidemias que teve larga aceitação no século XIX. Segundo Pettenkofer, seriam quatro os fatores necessários para o desenvolvimento dos fenômenos epidêmicos: um germe; condições climáticas; condições ambientais de determinado local; e suscetibilidade de cada indivíduo em contrair a doença, ou seja, questões de ordem idiossincrásica. O germe não agiria isoladamente; para que ele pudesse maturar e adquirir a capacidade de induzir doenças, seria preciso que o solo onde ele estivesse armazenado apresentasse umidade adequada e matéria orgânica em decomposição. Após seu completo amadurecimento, o germe se deslocaria para a atmosfera, onde seria misturado a outros eflúvios, e penetraria o organismo humano pelas vias respiratórias. Clima e solo agiriam, assim, sobre o germe, que amadureceria, transformando-se em matéria infectante nos verões quentes e chuvosos das zonas litorâneas tropicais. No entanto, apenas atmosfera e solo saturados de miasmas e princípios morbigênicos não seriam suficientes para o desenvolvimento de uma moléstia como a febre amarela; seria necessária, pois, a existência de um germe específico, que encontraria nesse ambiente as condições propícias para seu amadurecimento (Benchimol, 1999).

Pettenkofer intitulava-se "localista" com o intuito de se diferenciar dos contagionistas, já que em sua concepção as condições locais eram indispensáveis ao surgimento de uma epidemia. A teoria do solo rivalizava com a teoria hídrica, defendida por Jhon Snow (1813-1858), para explicar a etiologia do cólera. Ao contrário de Jhon Snow, Pettenkofer propugnava que o cólera seria causado por um germe *x*, desenvolvido no organismo do doente e expelido ao meio externo por meio das evacuações. O fator *y* constituía o meio adequado e necessário ao desenvolvimento do germe *x*. A conjunção desencadeava, então, o sazonamento e a procriação de *z*, a forma infectante do germe. Dessa maneira, somente as condições locais em determinado momento seriam capazes de gerar uma epidemia, ao favorecer a maturação do germe (Benchimol, 1999).

No que diz respeito ao cólera, na década de 1830 sua etiologia era um enigma à comunidade médica europeia. Naquela época, explanações teológicas e morais ainda influenciavam o pensamento médico, que expressava também a crença na predisposição dos indivíduos vitimados pela moléstia. Condições precárias de habitação e má alimentação – em outras palavras, miséria extrema – constituíam fatores predisponentes. Acreditava-se, ainda, que o alcoolismo e os excessos sexuais desperdiçavam energias vitais, ampliando a vulnerabilidade do organismo. Esse quadro interpretativo começou a mudar com o crescente consenso em torno da importância da anatomia patológica para a compreensão e a definição das doenças. Assim que o cólera alcançou a Rússia, em 1821, e o Ocidente, em 1830, patologistas começaram a estudar as mudanças fisiológicas causadas pela doença no organismo das vítimas, examinando, detalhadamente, seus estômagos e revestimentos intestinais. Ampliou-se igualmente o interesse pelos estudos das alterações patológicas do sangue de coléricos. Essas pesquisas ganharam impulso no início do século XIX em razão da ascensão da química experimental e da formação de uma consciência da mútua dependência entre indivíduos, grupos sociais, comunidades e nações, em função da percepção dos efeitos negativos da comunicabilidade das doenças. O sangue de doentes sofria alterações químicas e físicas, tais como acidez e espessura. Essas mudanças hematológicas acabaram por influenciar as interpretações dos sintomas do cólera. Com base nesses estudos, foi desenvolvida uma terapêutica alicerçada em injeções de soluções salinas (soro fisiológico) na corrente sanguínea do doente. Acreditava-se que a inoculação dessas substâncias poderia restabelecer o equilíbrio das constituições físicas e químicas do sangue. Utilizada como último recurso, isto é, nos estágios mais avançados da doença, essa terapêutica acabou não apresentando sucesso na cura de pacientes (Rosenberg, 1992).

Avanços nas explicações referentes à etiologia do cólera (que permitiriam a adoção de medidas preventivas mais eficazes) ocorreram somente na segunda metade do século XIX, com os estudos desenvolvidos pelo médico britânico John Snow. No início de 1849, rejeitando o problema da predisposição, Snow sugeriu a contagiosidade do cólera e afirmou como causa da doença um veneno capaz de se reproduzir no organismo humano e de ser detectado nos excrementos e vômitos das vítimas. De acordo com Snow, esses venenos seriam responsáveis por disseminar a doença, sobretudo, por meio do abastecimento de água contaminada. Com base em exames anatomopatológicos, o médico britânico supôs que a morbidade residia no estômago e nos intestinos dos acometidos pela doença. Essas observações o fizeram concluir que a substância venenosa era introduzida no organismo pela cavidade bucal. Seus estudos foram reforçados com o cruzamento dos registros gerais das companhias de abastecimento de água potável da cidade de Londres. A pesquisa revelou que a taxa de contaminação foi maior entre os usuários abastecidos pela *Southwark & Vauxhall Company*, cuja extração de água provinha de fontes contaminadas por esgotos. A análise desses dados permitiu a Snow presumir ser a água um dos principais meios de transmissão da moléstia e traçar uma geografia da doença na capital inglesa, mapeando casos individuais. Apesar dos avanços representados, a teoria hídrica de Snow não obteve aceitação universal imediata. Suas ideias só teriam maior ressonância e influência na década de 1860, conjuntura na qual já era praticamente consenso entre a comunidade médica ocidental o fato de o cólera ter como causa específica um microrganismo capaz de ser transmitido de uma pessoa para outra (Rosenberg, 1992).

Se até o século XVI, a relação entre contágio e miasmas não era conflitante, no século XIX depreende-se um cenário diferente, em função do debate em torno dos métodos de organização sanitária para o combate às epidemias. O reconhecimento da dimensão internacional do cólera ocorreu apenas na década de 1850, e as opiniões das autoridades sanitárias estavam divididas. Não havia consenso se as medidas deveriam focar os indivíduos, os objetos ou o meio ambiente. Adeptos da teoria contagionista defendiam ações rigorosas de isolamento e de quarentena. Já aqueles que postulavam a teoria miasmática propugnavam reformas ambientais e urbanas com incisivas intervenções na vida coletiva.

Erwin H. Ackerknecht (1906-1988) demonstrou os elos substanciais mantidos entre essas teorias médicas e as ideologias políticas, explicitando de que forma, no século XIX, a discussão do contágio rompeu as fronteiras do círculo científico e assumiu contornos ideológicos externos à ciência, passando a gravitar em torno de questões relacionadas a bens públicos e à soberania individual. O contagionismo, para seus influentes adversários, era sinônimo de atraso, vinculado a normas sanitárias que emanavam dos Estados absolutistas, consideradas, portanto, autoritárias, irracionais e desconexas, uma vez que ameaçavam o livre-comércio. O anticontagionismo, por sua vez, estava associado ao liberalismo político-econômico e às propostas de reformas ambientais. Ackerknecht (1948) analisou o processo pelo qual os surtos epidêmicos levaram a iniciativas conjuntas de cunho preventivo de nações, no interior das quais as teorias contagionistas e anticontagionistas tiveram impacto significativo na regulamentação das condições sanitárias promulgadas, sobretudo, pelas conferências internacionais (Ackerknecht, 1948).

### 1.3.4 Microrganismos e vetores

A passagem do século XIX para o século XX revelou importantes mudanças para a saúde pública nacional e internacional. Um amplo leque de soluções, muito mais complexas do que aquelas sugeridas pelos higienistas oitocentistas, impôs-se, então, a médicos e autoridades sanitárias. A medicina pasteuriana inaugurou, assim, um novo paradigma nas ciências médicas, possibilitando meios eficazes para o controle de doenças pestilenciais, cujos mecanismos de transmissão eram desconhecidos pelos higienistas do século XIX.

Em 1835, Agostino Bassi (1773-1856) demonstrou a relação entre um fungo e a muscardina, doença que atacava o bicho-da-seda, que constituiria, mais tarde, importante objeto de pesquisa para Pasteur. T. Schwann (1810-1882), em 1836, demonstrou a influência de fungos e de outros microrganismos nos processos de fermentação e de putrefação, contestando a teoria da geração espontânea, o que desempenhou importante papel na gestação da teoria dos germes. Em 1840, descobriu-se que esses vegetais parasitas eram responsáveis por doenças de plantas, como a ferrugem (Benchimol, 1999).

Em 1865, quando a pebrina se tornou um problema para os criadores de bicho-da-seda na França, Pasteur foi indicado pelo químico Jean-Baptiste Dumas para estudar a doença. Considerando a possibilidade de infecção, Pasteur chegou a atribuir a causa a corpúsculos, sem admitir, porém, que fossem microrganismos. Antoine Béchamp (1816-1908), por seu turno, afirmou que tais corpúsculos eram parasitas microscópicos com determinados movimentos, por isso foram chamados de "corpúsculos vibrantes". Em março de 1867, Béchamp publicou um artigo defendendo que os corpúsculos encontrados nos bichos-da-seda se dividiam por cissiparidade, isto é, reprodução que ocorre pela divisão direta das células. No mês seguinte, Pasteur apresentou um trabalho à Academia de Ciências de Paris, no qual afirmou que os corpúsculos eram, de fato, parasitas e que se reproduziam por cissiparidade no estômago dos bichos-da-seda. Pasteur, no entanto, não citou as pesquisas de Béchamp em nenhum momento, as quais acabaram por cair no esquecimento. Em virtude disso, não podemos admitir que Pasteur fundou a teoria microbiana das doenças, embora tal ocorrência não diminua a importância de seus trabalhos. Em 1880, quatro anos após a publicação dos estudos de Robert Koch (1843-1910) sobre o antraz, Pasteur conseguiu criar uma vacina contra o cólera das galinhas e o próprio antraz (Martins, 1997).

Na década de 1860, Casimir-Joseph Davaine (1812-1882) e Pierre François Olive Rayer (1793-1867) estudaram o antraz, ou carbúnculo dos carneiros, e descobriram a presença de microrganismos (bastonetes – bactérias) no sangue de animais mortos. Davaine observou ainda que era possível transmitir o antraz a animais sadios, injetando neles uma pequena quantidade do sangue de animais doentes. Depois, Davaine passou a utilizar coelhos para realizar seus experimentos. Os resultados de suas pesquisas levaram-no a concluir que as bactérias eram responsáveis pelo antraz – ele chegou a utilizar a palavra *vírus* para designar a causa da enfermidade. Naquele tempo, a palavra *vírus* significava "veneno", diferentemente de sua acepção atual. Ainda restavam dúvidas, contudo, se os microrganismos eram a causa ou o efeito de doenças como o antraz. Devaine observou que as bactérias eram filtradas pela placenta de coelhas grávidas e que, portanto, não atingiam os fetos. Com base nessa constatação, ele passou a filtrar o sangue de animais doentes em filtros de porcelana. O material retido no filtro, que continha as bactérias, quando inoculado, transmitia a doença; por sua vez, o material que passava pelo filtro e que não continha as bactérias não transmitia o antraz (Martins, 1997).

A confirmação de que os bacilos eram, de fato, a causa de determinadas doenças só foi possível a partir do desenvolvimento dos "postulados de Koch", que atribuíram contornos mais nítidos à pesquisa microbiológica. Com eles foi possível identificar, isolar e cultivar parasitas ou microrganismos patogênicos. Os postulados de Koch determinam o seguinte: (1) o mesmo parasita deve ser encontrado em todos os casos da doença; (2) o parasita não deve ocorrer em qualquer outra enfermidade, por acaso; (3) deve ser possível cultivá-lo e isolá-lo inteiramente, mantendo-o em cultura pura; (4) deve ser possível reproduzir, com essa cultura, a doença em animais de laboratório; (5) o parasita deve reaparecer no animal inoculado.

As pesquisas de Koch abriram caminho para a criação de imunizantes ou vacinas a partir da inoculação de culturas microbianas com virulência atenuada artificialmente em laboratório, o que, de certa forma, era uma ideia muito semelhante à que Edward Jenner (1749-1823) havia utilizado para a criação da vacina contra a varíola, em 1796 (Martins, 1997).

A década de 1880 assinala também a descoberta de insetos ou vetores transmissores de doenças. Considerado o fundador da medicina tropical, Patrick Manson (1844-1922) foi o primeiro a apresentar fundamentos científicos ao conceito de vetor. Ele descobriu que a filariose era transmitida por mosquitos. Alguns anos mais tarde, entre 1892 e 1893, Theobald Smith (1859-1934) demonstrou que o carrapato era o hospedeiro da "febre do Texas". Ronald Ross (1857-1932) e Giovanni Battista Grassi (1854-1925) provaram, em 1897, que o *Anopheles* transmitia a malária, derrubando as últimas barreiras à aceitação da teoria dos insetos vetores (Benchimol, 1999).

O médico cubano Carlos Finlay (1833-1915) publicou um trabalho, em 1884, supondo que a febre amarela fosse transmitida por um mosquito. Alguns pesquisadores atribuíram a Finlay somente o mérito de testar experimentalmente os dados já disponíveis a respeito da função do *Stegomyia* na transmissão da doença, pois seus precursores haviam sido B. Rush (1745-1813), John Crawford (1746-1813) e Louis Daniel Beauperthuy (1807-1871). Durante um surto de febre amarela na Filadélfia, entre 1793-1794, Rush estabeleceu uma conexão entre fumaça e mosquito, ao perceber que a primeira repelia os mosquitos e os miasmas. Crawford, por sua vez, era anticontagionista, inimigo das quarentenas, e rejeitava a teoria dos miasmas. Segundo ele, os insetos eram os responsáveis pela transmissão. Antes da publicação das pesquisas de Finlay, Beauperthuy já havia apontado o *Stegomyia fasciata* como transmissor da febre amarela (Benchimol, 1999).

Finlay integrou o Conselho de Saúde Nacional dos Estados Unidos, criado para investigar as causas da febre amarela em Havana, no ano de 1879. Recusando a noção de contágio, ele demonstrou que os trabalhadores responsáveis pela limpeza das fossas, em Havana, eram acometidos de maneira esporádica pela febre amarela. Quando comparados com a média de infectados da cidade, esses trabalhadores representavam uma porcentagem praticamente irrelevante. Isso colocava sob suspeita a noção de que a doença era propagada pelo contato com resíduos humanos infectados, como no cólera (Espinosa, 2009). O cientista cubano suspeitava que o germe responsável pela febre amarela sofresse transformação fora do organismo humano antes de infectá-lo. Ele cruzou essa hipótese com a descrição do hospedeiro intermediário do fungo da alforra (doença dos cereais), apresentada pelo francês Philippe Edouard Leon Van Tieghem (1839-1914), e deduziu que o agente transmissor da febre amarela era independente tanto do doente quanto da própria doença (Benchimol, 1999).

Durante vinte anos, a teoria de Finlay não obteve qualquer reconhecimento ou repercussão. Nancy Stepan (1976) atribui esse fato a obstáculos externos responsáveis por obstruir a difusão da teoria do cubano. Os Estados Unidos dedicaram pouca atenção à febre amarela após a devastadora epidemia de 1878, lidando com a doença de modo pontual. A pesquisa médica passou a ser valorizada apenas a partir de 1893, com a fundação do *Army Medical School* e a promoção do major e bacteriologista estadunidense George Sternberg (1883–1969) a cirurgião-geral do exército dos Estados Unidos. Por sua vez, historiadores, como François Delaporte, que compartilham uma visão internalista das ciências, defendem que os trabalhos de Finlay só se tornaram profícuos após 1898, com as conclusões das investigações de Ronald Ross (1857-1932), discípulo de Manson, sobre a transmissão da malária. Tais descobertas foram cruciais para a aceitação da ideia de transmissão de doenças por meio de insetos, trazendo à tona as pesquisas de Finlay até então adormecidas (Benchimol, 1999).

Para tentar eliminar a febre amarela em Havana, o Departamento de Engenharia do Governo Militar de Ocupação Norte-Americano iniciou, em janeiro de 1899, uma intensa operação de saneamento da cidade. Apesar disso, os casos de febre amarela continuaram a aumentar, conforme crescia o número de imigrantes na ilha (Espinosa, 2009). Justamente nesse contexto, desembarcou em Cuba a Comissão Reed, chefiada por Walter Reed (1851-1902) e integrada pelos bacteriologistas Jessé William Lazaer (1866-1900), James Carroll (1854-1907) e Aristides Agramonte (1868-1931). Em dois meses de investigação, a comissão conseguiu comprovar a hipótese de Carlos Finlay. As medidas profiláticas foram reformuladas com base nessa teoria, e, no período de seis meses, a doença foi controlada (Benchimol, 1999).

As tentativas de produzir uma vacina para a febre amarela remontam à década de 1880. Antes da etiologia viral, a etiologia bacteriana orientou essas pesquisas. A última delas foi desenvolvida pelo bacteriologista Hideyo Noguchi (1876-1928). Enviado em 1918 para a cidade de Guayaquil (Equador), onde grassava intensamente uma epidemia de febre amarela, Noguchi teve a oportunidade de continuar o desenvolvimento de suas pesquisas sobre o agente etiológico da doença. Até então ele considerava que o microrganismo causador da febre amarela era uma espiroqueta, semelhante às que ele encontrara em ratos americanos. Na ocasião, ele propôs um novo gênero a elas: *Leptospira*. Noguchi fez várias experiências com os mais diferentes tipos de cobaias animais e visitou o hospital todos os dias para examinar os doentes. Após meses de trabalho, ele produziu uma vacina a partir da espiroqueta e inoculou batalhões de soldados, mesmo sem ter a certeza de sua eficácia. Em 1920, Simon Flexner (1863-1946), em relatório apresentado ao conselho de diretores científicos do *Rockfeller Institute for Medical Research*, confirmou a conexão entre a *Leptospira icteroides* e a febre amarela. Essa conexão, contudo, ainda não era consenso na comunidade científica, sobretudo entre os especialistas em febre amarela. Pesquisadores brasileiros que investigaram os surtos de febre amarela em Salvador não conseguiram comprovar as teses de Noguchi, isto é, não encontraram *Leptospira* nas vítimas examinadas. Noguchi argumentou que os pesquisadores brasileiros não eram bem treinados e não tinham os recursos necessários para a observação microscópica. Mesmo assim, as críticas ao seu trabalho persistiram. Entre 1925 e 1927, os médicos Adrian Stockes (1887–1927), Johannes H. Bauer (1890-1961) e N. Paul Hudson, integrantes da *West African Yellow Fever Commission*, da Fundação Rockfeller, tentaram isolar a *Leptospira icteroides* na cidade de Lagos, capital da Nigéria na época. Após a produção de inúmeras culturas feitas com o sangue de vítimas e de animais inoculados, os médicos não encontraram o microrganismo apontado por Noguchi. Nenhuma das cobaias inoculadas apresentaram as lesões típicas da febre amarela. A transmissão da doença só foi possível após a infecção de macacos *Rhesus*, originários da Índia. Não foram constatadas espiroquetas ou leptospiras no sangue e nos tecidos dos macacos infectados; descobriu-se, porém, um vírus filtrável (Benchimol, 2001).

A confirmação de que macacos *Rhesus* eram sensíveis ao vírus africano abriu duas possibilidades de investigação: verificar a identidade do vírus e se outros macacos eram suscetíveis à febre amarela. Cogitava-se a existência de dois vírus, o africano e o americano, que ainda não podiam ser observados, em 1927, em virtude das limitações dos microscópios da época. Em todo caso, as pesquisas realizadas com células hepáticas por Magarinos Torres (1891-1984), no Instituto Oswaldo Cruz, durante a epidemia de febre amarela que grassou na cidade do Rio de Janeiro, entre 1928 e 1929, ajudaram a corroborar a defesa de que a febre amarela era uma doença viral, o que abriu uma nova disputa pela produção da vacina até 1951, quando Max Theiler (1899-1972) recebeu o prêmio Nobel de Fisiologia ou Medicina pela criação de uma vacina eficaz contra a febre amarela (Benchimol, 2001).

## Síntese

Abordamos, neste capítulo, algumas das principais discussões teóricas e metodológicas no âmbito da história da saúde e das doenças, tais como o debate entre o internalismo e o externalismo e a relação entre centro e periferia.

Como vimos, o internalismo problematiza as influências culturais e sociais sobre as práticas sociocognitivas que produzem e validam o conhecimento científico, ao passo que o externalismo promove uma reflexão a respeito da transmissão, da recepção e da circulação desse conhecimento.

Em seguida, apresentamos algumas possibilidades de articulação entre história e saúde, como a abordagem dos sentimentos, que pode revelar, entre outros aspectos, os efeitos psicológicos desencadeados por epidemias.

Ainda, elaboramos um painel geral a respeito das diversas concepções de saúde e de doença, desde a Antiguidade até o século XX. Discorremos, de maneira mais detida, sobre a medicina hipocrática, a medicina clínica e as noções de contágio, miasmas e germes.

Por fim, expusemos os caminhos percorridos pelos cientistas no desenvolvimento da microbiologia, na descoberta de vetores como transmissores de doença e na passagem da etiologia bacteriana para a etiologia viral em relação à febre amarela.

No próximo capítulo, vamos analisar as artes de curar no Brasil colonial e a atuação das Santas Casas de Misericórdia.

## Atividades de autoavaliação

1. Assinale a alternativa que apresenta as características do externalismo:
   a) Na perspectiva do externalismo, os avanços decorrentes das pesquisas são explicados e compreendidos como consequência única e direta dos cânones ou de regras teórico-metodológicas intrínsecas ao campo ou à disciplina científica.
   b) A perspectiva externalista analisa as descobertas e as práticas científicas do ponto de vista puramente interno às ciências.
   c) O externalismo considera somente as questões de ordem teórico-metodológicas que orientam e sancionam os trabalhos de natureza científica.

d) O externalismo mostra a influência das formas não científicas da cultura sobre a ciência.
e) A abordagem externalista compreende a atividade científica e os próprios cientistas como mônadas ou esferas autônomas que gravitam em torno das sociedades ou pairam sobre elas, completamente apartados do mundo.

2. Sobre a discussão que envolve os conceitos de centro e periferia, assinale a alternativa **incorreta**:
   a) Basalla divide o processo de disseminação da ciência ocidental em três fases. A primeira delas é caracterizada pela coleta de dados na colônia ou no país em desenvolvimento. Esses dados são posteriormente enviados à Europa para serem absorvidos, classificados e analisados.
   b) O modelo de Basalla constitui a base da abordagem de Nancy Stepan na obra *Gênese e evolução da ciência brasileira: Oswaldo Cruz e a política de investigação científica e médica,* na qual a autora discute o processo de institucionalização das ciências no Brasil.
   c) Na obra *Vírus, mosquitos e modernidade: a febre amarela no Brasil entre ciência e política,* Ilana Löwy corrobora a tese de Basalla, articulada por Nancy Stepan, para explicar o desenvolvimento científico brasileiro.
   d) De acordo com Kostas Gavroglu, o termo *apropriação* denota o ponto de vista dos receptores, uma vez que o conhecimento, quando introduzido em contextos sociais e culturais distintos, sofre transformações.
   e) Toda forma de conhecimento, quando inserida em determinado contexto social, envolve negociações, adaptações, reformulações, resistências, tensões e conflitos.

3. No que diz respeito às diferentes concepções de saúde e de doença no decorrer da história, assinale a alternativa **incorreta**:
   a) Nas civilizações mesopotâmicas, o conhecimento religioso estruturava a compreensão daqueles povos a respeito das doenças, as quais eram associadas a pecado, magia ou ato impuro e, por conseguinte, atribuídas aos deuses.
   b) Dois aspectos, em específico, distinguiam a tradição médica na Índia antiga: a crença segundo a qual as enfermidades poderiam ser afastadas pela fumaça de plantas aromáticas (incensos); e a conexão entre vermes e o surgimento de determinadas moléstias.
   c) A partir do século V a.C. começaram a surgir na Índia antiga as primeiras teorias que buscavam conferir uma explicação racional e empírica à origem das doenças.
   d) No século VI a.C., teorias difundidas por escritos filosóficos, como os de Pitágoras e os de Alcméon, começaram a relacionar a saúde com o equilíbrio e a harmonia do corpo.
   e) De acordo com a teoria hipocrática, ou teoria dos humores, o corpo humano é constituído por certo número de líquidos, ou humores. Quando esses humores estivessem em equilíbrio no corpo humano, o estado do indivíduo seria considerado saudável.

4. Acerca das transformações ocorridas no âmbito da medicina ocidental entre os séculos XVI e XVIII, assinale a alternativa correta:
   a) No século XVIII, o conhecimento médico científico formava um corpo teórico sólido e unificado. Havia, portanto, sintonia entre teoria e prática.

b) A teoria da excitabilidade, elaborada pelo médico inglês J. Brown (1735-1788), afirmava que a vida era um estado normal espontâneo, e não um estado forçado, mantido à custa de estímulos contínuos.
c) O vitalismo foi uma doutrina desenvolvida por François Joseph Victor Broussais (1772-1838) como oposição à tentativa dos iatroquímicos de constituir uma medicina totalmente baseada nos conhecimentos físicos e químicos da época.
d) A medicina clínica surgiu da articulação entre uma série de fenômenos, dos quais podemos destacar a reorganização da teoria hipocrática.
e) Na passagem do século XVIII para o XIX, três fenômenos distintos pavimentaram os novos caminhos seguidos pela medicina: o nascimento da clínica e do método anatomoclínico, o desenvolvimento do ceticismo terapêutico e o advento da fisiologia como disciplina autônoma.

5. No que se refere ao desenvolvimento da bacteriologia, aponte a alternativa incorreta:
   a) Em 1835, Agostino Bassi (1773-1856) demonstrou a relação entre um fungo e a muscardina, doença que atacava o bicho-da-seda, que constituiria, mais tarde, importante objeto de pesquisa para Pasteur.
   b) Na década de 1860, Casimir-Joseph Davaine (1812-1882) e Pierre François Olive Rayer (1793-1867) estudaram o antraz, ou carbúnculo dos carneiros, e descobriram a presença de microrganismos (bastonetes – bactérias) no sangue de animais mortos.

c) Considerado o fundador da medicina tropical, Patrick Manson (1844-1922) foi o primeiro a apresentar fundamentos científicos ao conceito de vetor. Ele descobriu que a filariose era transmitida por mosquitos.
d) O médico cubano Carlos Finlay publicou um trabalho, em 1884, supondo que a febre amarela fosse transmitida por um mosquito.
e) As tentativas de produzir uma vacina para a febre amarela remontam à década de 1880. Antes da etiologia viral, a etiologia miasmática orientou essas pesquisas. A última delas foi desenvolvida pelo bacteriologista Hideyo Noguchi (1876-1928).

## Atividades de aprendizagem

### Questões para reflexão

1. As novas abordagens da história da medicina e da saúde pública não compreendem mais as doenças do ponto de vista estritamente biológico, já que levam em consideração tanto os seus aspectos sociais quanto econômicos e políticos. Com base nisso e pensando nos dias atuais, elabore uma reflexão sobre o impacto gerado pelos problemas sanitários, sobretudo pelas epidemias e pandemias, na economia de uma cidade, de um estado ou de um país.

2. No decorrer da história, diferentes sociedades interpretaram de variadas formas as manifestações dos fenômenos patológicos, o que influenciou diretamente as práticas terapêuticas e o controle desses fenômenos. No entanto, apesar da concepção de doença vigente em nossa sociedade, ainda não fomos capazes de fornecer terapêuticas e ações de controle mais eficazes contra determinadas enfermidades ou até mesmo de erradicá-las. Discuta essa questão e apresente as conclusões para seu grupo de estudos.

## Atividade aplicada: prática

1. Elabore uma lista com as orientações médicas e as práticas terapêuticas, adotadas na sociedade em que você vive, que são semelhantes àquelas que eram recomendadas e praticadas pela medicina hipocrática, na Antiguidade Clássica. Além de listá-las, descreva cada uma delas, comparando-as.

Capítulo 2

# História da saúde e da doença no Brasil colonial

A proposta deste capítulo é apresentar um quadro sintético das artes de curar e da assistência médica na América portuguesa. Mais especificamente, nosso objetivo é descrever as práticas terapêuticas ameríndias e analisar o modo como os jesuítas incorporaram e proibiram determinados elementos dessas práticas na colônia. Essa discussão será realizada na primeira seção do capítulo.

Na segunda seção, vamos nos debruçar sobre a organização da assistência médica e sanitária no Brasil após a chegada da família real, em 1808, quando os antigos cargos de cirurgião-mor e físico-mor foram restabelecidos com a Fisicatura-mor, instituição responsável por conceder títulos e cartas para a execução das artes de curar. Os ofícios dos terapeutas populares só podiam ser exercidos com tais autorizações. Como veremos, esses terapeutas seriam gradativamente proibidos de praticar suas artes.

Na terceira e última seção, trataremos da criação e da institucionalização das Santas Casas de Misericórdia no Brasil. Vamos abordar as irmandades de Salvador e do Rio de Janeiro e discutir alguns dos aspectos referentes ao funcionamento dessas instituições, demonstrando o perfil geral de seus pacientes.

## (2.1)
## Artes de curar indígenas e a colonização do saber médico na América portuguesa

Apesar da escassez de fontes sobre as doenças que afligiam os indígenas brasileiros e sobre as práticas terapêuticas exercidas por eles, algumas informações sobre o modo de vida dessa população foram registradas e preservadas. É o caso, por exemplo, dos relatos de Pero

Vaz de Caminha e dos escritos de Pero de Magalhães Gândavo, Hans Staden e Jean de Léry.

Embora tenham se mostrado assustados com os costumes e hábitos dos indígenas, sobretudo com a nudez e com a prática do canibalismo, os europeus não deixaram de notar que eles eram saudáveis, higiênicos e não apresentavam nenhuma doença aparente. Caminha chegou a cogitar que a vitalidade e a robustez dos indígenas resultavam da alimentação, do modo de vida e do clima.

Estima-se que, antes da chegada dos portugueses, existiam cerca de seis milhões de indígenas, distribuídos em 1,4 mil tribos, vivendo onde hoje é o Brasil. Atualmente, existem menos de 300 tribos espalhadas pelo país, que ainda resistem ao avanço de garimpeiros e fazendeiros. As razões para o declínio desses povos são várias. A partir de 1530, com o processo de colonização e de instalação de engenhos de cana-de-açúcar, as populações indígenas passaram a ser exterminadas, entre outros fatores, por guerras e doenças trazidas pelos europeus. Nesse contexto, o isolamento geográfico e o nomadismo das tribos indígenas foram fatores positivos, uma vez que impediram o contato dessa população com determinadas doenças e a eclosão de epidemias. A chegada dos europeus forçou muitas tribos a romper esse isolamento, as quais passaram a viver em engenhos ou em aldeamentos jesuíticos não apenas com homens brancos ou membros de outras tribos, mas também com animais domésticos trazidos da Europa, como bois, cavalos, carneiros e cães. Esses animais e os próprios europeus foram responsáveis por introduzir doenças até então desconhecidas pelos povos indígenas e inexistentes no novo continente. Algumas dessas doenças, como a varíola, o sarampo, a gripe, a lepra e a tuberculose, vitimaram milhares de ameríndios (Miranda, 2017).

Antes do contato com os europeus, os problemas de saúde e as doenças mais comuns entre os indígenas eram: bicho-de-pé, ou tungíase; envenenamentos; picadas de animais peçonhentos; mutilações e feridas decorrentes de guerras; e febres, como a malária e o pian, ou bouba (infecção na pele causada pela bactéria *Treponema pertenue*). Como a flora nativa era vastíssima, os povos nativos da América do Sul utilizavam diversas plantas para fins medicinais. O guaraná era utilizado no tratamento de disenterias, e o maracujá era usado para mitigar as febres. Óleos extraídos de frutas eram usados como analgésicos e cicatrizantes. As amêndoas de pino eram empregadas na realização de purgas. A tinta de jenipapo ajudava a secar as boubas. A ipecacuanha (*Psychotria ipecacuanha*), usada como purgativo e antídoto para qualquer veneno, foi a planta que mais chamou a atenção dos europeus (Gurgel, 2010).

Importante ressaltarmos que os povos ameríndios do Brasil colonial tinham uma percepção da origem das doenças semelhante àquela dos povos antigos da Mesopotâmia e da Ásia, isto é, elas eram interpretadas como o resultado de ações de espíritos malignos ou divindades. Os pajés eram responsáveis pelas práticas de cura, que envolviam variados tipos de rituais, desde a interpretação de sonhos até a ingestão de bebidas mágicas. Alguns pajés sugavam a parte do corpo afetada e retiravam da boca um espinho na tentativa de materializar a enfermidade. Apesar de a terapêutica estar vinculada à tentativa de expulsar ou de pacificar as forças sobrenaturais, os pajés também receitavam uma farmacopeia natural, com base em plantas, sangue, saliva, gorduras de animais e ossos triturados. A sangria era uma prática comum. Dores de dente eram tratadas com pequenas incisões realizadas nas gengivas. Em último caso, arrancava-se o dente com uma espécie de alicate de madeira, o boticão. Fumigações e indução de sudorese eram igualmente realizadas (Gurgel, 2010).

As tentativas de combater as epidemias de varíola, por parte dos indígenas, envolveram medidas extremas, tais como se deitar sobre brasas. Contra as febres terçãs e quartãs (que designavam as formas pelas quais se conhecia a malária) os indígenas buscavam as águas frias dos rios, na tentativa de diminuir o calor do corpo causado pela febre. As alterações em seus modos de vida, forçados ao trabalho compulsório, levaram muitos deles à melancolia e ao desespero. Abatidos, deixavam de se alimentar; como consequência, o organismo debilitava-se. Alguns morriam por inanição; outros, enfraquecidos, tornavam-se suscetíveis a diversos tipos de moléstias, das quais vinham a falecer (Miranda, 2017).

As práticas de cura e as concepções de doenças dos povos ameríndios foram duramente combatidas pelos jesuítas, que chegaram ao Brasil em 1549 com o objetivo de catequizar os nativos. Os pajés passaram a ser sistematicamente perseguidos e difamados. O sucesso da conversão dos gentios ao catolicismo dependia da desconstrução da autoridade dos pajés e da eliminação de seus rituais mágicos. Antes considerados sagrados, intermediadores e intérpretes do mundo sobrenatural, os pajés tornaram-se uma ameaça demoníaca para os jesuítas (Calainho, 2005).

A difusão da fé cristã não foi a única tarefa à qual se dedicaram os clérigos da companhia jesuítica. Muitos se debruçaram sobre as descrições de ervas e plantas medicinais utilizadas pelos indígenas, que, de modo paradoxal, ajudaram os padres na solução de inúmeros problemas de saúde enfrentados por eles e pelos colonos europeus. Diante da ausência de físicos, esculápios ou médicos alopatas, os missionários foram obrigados a atuar informalmente como cirurgiões e sangradores, assumindo a responsabilidade pela assistência médica durante o primeiro século de colonização do Brasil (Calainho, 2005).

A despeito das tentativas de desqualificar as práticas de cura dos povos nativos, a farmacopeia indígena foi incorporada pelos jesuítas, que criaram boticas equipadas com inúmeros livros, receitas, instrumentos e ingredientes para a fabricação de medicamentos. Alguns remédios vinham da Europa, mas o limitado número de embarcações que chegava à colônia e a deterioração que os produtos sofriam durante o percurso obrigaram os clérigos a recorrer à flora e ao conhecimento nativo. Em virtude dos saberes e das técnicas empregadas pelos ameríndios, os padres aprenderam a utilizar raízes, caules, folhas, cascas, sumos, minerais e óleos com diferentes fins terapêuticos. Remédios, como a quina, a ipecacuanha e o suco de abacaxi verde, utilizado na eliminação de pedras nos rins, foram levados à Europa e difundidos em vários países (Calainho, 2005).

Com a chegada dos europeus e, depois, dos escravos africanos, eclodiram epidemias de varíola, de sarampo e de febre amarela. Na tentativa de enfrentar essas doenças, os jesuítas ordenaram a construção de enfermarias e casas de isolamento em todas as aldeias. Além disso, buscaram melhorar a alimentação dos enfermos e drenar os pântanos próximos dos acampamentos (Calainho, 2005).

A varíola foi, sem dúvida, uma das doenças mais devastadoras para os povos ameríndios. Os primeiros casos da enfermidade surgiram na costa litorânea brasileira em 1555, após calvinistas franceses fundarem um núcleo populacional onde hoje é a atual cidade do Rio de Janeiro. Entre 1563 e 1564, a doença ceifou a vida de aproximadamente 30 mil nativos. Diante desse quadro assustador, os jesuítas recorreram a inúmeros recursos e a diversos tipos de terapêutica para combater a epidemia: rezas, sangrias, banhos quentes e frios são alguns dos exemplos. O desespero atingiu contornos tão dramáticos que chegavam a ser cortados, dos corpos dos enfermos, pedaços de carne já "corrompidos" pelas pústulas. Até 1588, a varíola espalhou-se por toda a América do Sul. No Brasil, vários surtos eclodiram no decurso do século XVII. Na esteira da devastação causada pela moléstia, seguiu-se a tragédia da fome, que desestabilizou e desorganizou por completo as sociedades indígenas (Gurgel, 2010).

Conforme o manual de medicina popular de Chernoviz, a varíola, também conhecida como *bexigas*, caracteriza-se pela "erupção geral de borbulhas pelo corpo, que se convertem em grandes pústulas redondas e purulentas; acabam pela dessecação e deixam nódoas vermelhas, às quais sucedem cicatrizes mais ou menos aparentes" (Chernoviz, 1890, p. 325). Existiam duas espécies de bexigas: a benigna e a grave. Na benigna, as pústulas emergiam em grande número e de maneira isolada umas das outras; na grave, as pústulas também se desenvolviam copiosamente, porém, de modo contíguo. Os sintomas mais comuns eram calafrios, náuseas e cefaleia. As erupções despontavam na face por volta do quarto dia. Pálpebras, pés e mãos inchavam. As pústulas adquiriam aspecto purulento entre o sétimo e o oitavo dia de moléstia. No décimo primeiro dia, o rosto desinchava e os botões secavam e rompiam-se. As crostas caíam em torno do décimo quinto dia; eram, então, formadas nódoas vermelhas no lugar das pústulas, que deixavam pequenas cicatrizes à medida que desapareciam. Nas bexigas graves, as cicatrizes chegavam a desfigurar o corpo. Os ataques benignos não apresentavam sintomas, como delírio e disenteria, e terminavam de maneira favorável no intervalo de 15 a 20 dias. Os casos graves, no entanto, duravam mais tempo e podiam levar a óbito logo nos primeiros períodos ou causar graves sequelas, como cegueira, surdez e deformidades (Chernoviz, 1890).

A forma de prevenção mais difundida era a inoculação do "pus variólico", ou variolização, prática conhecida há muitos séculos no Oriente e provavelmente originada da ideia presente nas tradições médicas populares africanas e asiáticas, segundo a qual a imunidade a determinadas doenças poderia ser adquirida pela indução atenuada da própria moléstia. A variolização consistia na retirada do fluido, ou linfa, de pústulas oriundas de casos benignos para a inoculação de indivíduos sadios, por meio de escarificações ou cortes feitos na pele. O objetivo era provocar uma manifestação benévola da doença, capaz de conferir imunidade a futuros casos. A generalização da inoculação na Europa ocorreu somente a partir de 1750 (na América, o método seria amplamente difundido e aceito apenas no final do século XVIII), em meio a inúmeras controvérsias, já que muitos indivíduos inoculados sofriam graves ataques, chegando inclusive a óbito. A vacina antivariólica, desenvolvida em fins do século XVIII, por Edward Jenner (1749-1823), eliminou os riscos inerentes à inoculação (Rosen, 1994).

Atuando na América portuguesa com o objetivo de estabelecer o domínio da igreja sobre os corpos e as almas dos ameríndios, os jesuítas foram impelidos a combater as crenças e os saberes indígenas que não se mostravam compatíveis com os dogmas católicos. Essa, contudo, não foi a única frente de batalha que os padres da companhia tiveram de enfrentar. Na Europa – mais especificamente, nas universidades lusitanas –, o avanço das ciências mostrava-se uma ameaça tão ou mais aterradora que os rituais mágicos dos feiticeiros indígenas do Novo Mundo.

A companhia jesuíta foi formada por Inácio de Loyola, em 1540, em uma conjuntura histórica marcada pela Inquisição e por tentativas, por parte da Igreja Católica, de conter o avanço das religiões protestantes. Enviados ao Brasil em 1549, com a expedição do primeiro governador-geral, Tomé de Sousa, os jesuítas, liderados por Manuel da Nóbrega, foram incumbidos de executar a tarefa missionária e educacional na colônia portuguesa, isto é, a conversão dos gentios e sua catequização. Os objetivos da companhia jesuítica, no entanto, não se limitaram ao Brasil, mas se estenderam a todos os domínios ultramarinos da Coroa Portuguesa. Também sua influência não ficou restrita à esfera do sagrado, tendo repercutido sobre as práticas científicas que eram exercidas e ensinadas nas universidades lusitanas.

De modo gradativo, a ordem jesuítica foi conquistando espaço no interior da hierarquia política do governo português, o que ensejou uma campanha antimodernista, da qual os padres Silvestre Aranha e Antônio Vieira foram representantes. Suas críticas estavam voltadas ao experimentalismo e à concepção mecanicista do mundo. Criticavam a separação entre filosofia e teologia e argumentavam que o aristotelismo era a única filosofia apta para a teologia. Em virtude dessa influência, as inovações médicas, sobretudo as pesquisas e os estudos no âmbito da anatomia, sofreram forte resistência em Portugal (Dias, 2006).

A barreira não era a religião em si, mas determinados dogmas do catolicismo. Apesar das acusações de obtusos e atrasados, havia, entre os jesuítas e os demais membros da Igreja Católica, aqueles que tinham simpatia pelos princípios experimentais das ciências modernas. A construção do Observatório Astronômico de Santo Antão, por exemplo, deveu-se à influência dos padres João Baptista Carbone e Domingos Capasso, quando estes desembarcaram em Lisboa, no ano de 1722. Conforme destaca Silva Dias (2006), o observatório simbolizou o renascimento da matemática entre os jesuítas e em Portugal, o que ajudou a desenvolver a cultura científica. O cardeal D. João da Mota e Silva, por exemplo, defendia a compra de livros de filosofia e medicina moderna para a Biblioteca da Universidade de Coimbra; apenas assim, de acordo com o cardeal, os estudantes sairiam da ignorância na qual estavam imersos em razão das concepções galênicas e peripatéticas que predominavam no ambiente universitário. A despeito dessas exceções, no entanto, as barreiras religiosas obstaram a inserção dos novos conhecimentos ou, se preferirmos, do novo paradigma científico na cultura intelectual lusitana. Somente com a influência dos chamados *estrangeiros*, ou *estrangeirados*, é que a disseminação de novas concepções científicas começou a ocorrer em Portugal. E, apesar de terem encontrado resistência dentro das próprias universidades para formar uma nova estrutura social e mental lusitana - que, em muitos aspectos, refletia o ambiente da Corte -, as principais barreiras enfrentadas por esses *estrangeiros*, ou cosmopolitas, foram a Inquisição e as corporações religiosas (Dias, 2006).

Na próxima seção, discutiremos a institucionalização da medicina acadêmica na América portuguesa e as tensões desencadeadas por esse processo ao se chocar com as práticas de cura popular vigentes no Brasil colonial.

## (2.2) Institucionalização da medicina na América portuguesa: da Fisicatura-mor aos sangradores e cirurgiões barbeiros

Com a chegada da Corte Portuguesa ao Brasil, em 1808, e a consequente abertura dos portos brasileiros às "nações amigas", o controle sanitário foi intensificado. Os antigos cargos de cirurgião-mor e físico-mor foram restabelecidos pelo Decreto de 7 de fevereiro de 1808 (Brasil, 1808b) e passaram a constituir a Fisicatura-mor, instância médica com caráter burocrático e administrativo (Pimenta, 1997). Os cargos foram regulamentados pelo Alvará de 23 de novembro daquele ano (Brasil, 1808a), o qual estabeleceu, entre outras medidas, a permanência e a validade dos regimentos de 25 de fevereiro de 1521 e de 12 de dezembro de 1631. A autonomia da qual usufruíam em Portugal foi mantida no Brasil. Tais funções tinham como responsabilidade a inspeção de alimentos, comércios, bebidas, medicamentos e a concessão de licenças e cartas para o exercício das artes de curar.

Cabia ao físico-mor fiscalizar médicos, boticários e curandeiros; ao cirurgião-mor, por sua vez, ficavam submetidos dentistas, sangradores e parteiras (Brasil, 1808a).

O cargo de cirurgião-mor foi criado no reinado de Afonso III (1245-1279), mas seu regulamento só foi efetivado em 25 de outubro de 1448. Já o cargo de físico-mor foi criado no ano de 1430, durante o reinado de D. João I (1357-1433), e tinha sob sua responsabilidade os serviços de saúde e de higiene em todo o Reino e domínios ultramarinos. A Carta Régia de 25 de fevereiro de 1521 regulamentou e distinguiu as atribuições do físico-mor e do cirurgião-mor dos Exércitos do Reino, responsáveis, respectivamente, pelas artes físicas e cirúrgicas: o físico-mor fiscalizava as prescrições e as fabricações de remédios, e o cirurgião-mor controlava as intervenções cirúrgicas. Tanto o físico-mor quanto o cirurgião-mor recebiam o auxílio de delegados, subdelegados, examinadores, visitadores, meirinhos e escrivães, que ficavam encarregados de verificar o cumprimento do regimento da instituição, em especial, no que dizia respeito às licenças e às cartas que autorizavam o exercício do ofício terapêutico. Ambos os cargos tinham sido extintos em 1782, em decorrência da criação da Junta do Protomedicato, mas foram restabelecidos em virtude da vinda da Corte Portuguesa para o Brasil, em 1808, quando passaram a integrar a Fisicatura-mor (Pimenta, 2003).

Com o fim da Junta do Protomedicato, oficialmente extinta pelo Alvará de 7 de janeiro de 1809 (Brasil, 1809a), outra instituição foi fundada, naquele mesmo ano, com o objetivo de auxiliar a Fisicatura-mor: tratava-se do cargo de provedor-mor da saúde da Corte e Estados do Brasil, instituído pelo Decreto de 28 de julho (Brasil, 1809b), cujas funções estavam relacionadas com a inspeção sanitária dos portos, a prevenção de epidemias e a fiscalização de víveres e demais gêneros alimentícios, bem como de matadouros e açougues públicos (Brasil, 1809b). O Alvará de Regimento com força de lei, publicado em 22 de janeiro de 1810 (Brasil, 1810b), regulamentou a jurisdição do provedor-mor, exercida *ex officio* por magistrados, ouvidores-gerais de comarcas e juízes de fora, e determinou, ainda, a construção de lazaretos para a realização de quarentenas. Antes da atracação, as embarcações nacionais ou estrangeiras seriam submetidas a uma inspeção realizada por oficiais de saúde; caso fosse constatada a necessidade de quarentena, sua duração oscilaria de acordo com a moléstia. Em todo caso, o período não poderia ser inferior a oito dias. Nos portos da Bahia e de Pernambuco, onde o comércio também era intenso, guardas-mores assumiriam a função de delegados do provedor-mor, incumbidos de examinar as cartas de saúde de embarcações nacionais e estrangeiras, além de inspecionar os navios negreiros e de realizar demais tarefas designadas pelo provedor-mor (Brasil, 1810b).

Constantes conflitos de jurisdição motivaram a substituição dos magistrados locais, representantes da provedoria fora da corte, pelos guardas-mores de saúde, designados delegados do provedor-mor, mediante Alvará de 24 de julho de 1815 (Brasil, 1815). Esses conflitos de jurisdição demonstram as dificuldades encontradas pela Corte para introduzir e estabelecer medidas administrativas que intensificassem o controle sanitário no Brasil. Os dissensos podem ainda ter sido alimentados pela aplicação das quarentenas, consideradas incômodas, inúteis e prejudiciais por muitos grupos de comerciantes e médicos.

Os juízes delegados comissários ficaram responsáveis por auxiliar o físico-mor e o cirurgião-mor, atuando nas diversas Capitanias onde as respectivas autoridades não pudessem estar presentes. No que dizia respeito à jurisdição civil e criminal, os delegados deveriam agir conforme o disposto no Regimento de 25 de fevereiro de 1521, ou seja, os processos deveriam ser remetidos à Corte, onde seriam julgados pelo físico-mor ou pelo cirurgião-mor em conjunto com um desembargador designado pelo rei, príncipe regente ou imperador, conforme a conjuntura política do momento (Brasil, 1815). De acordo com o Alvará de 22 de janeiro de 1810 (Brasil, 1810a), os delegados contariam com o auxílio de dois escrivães, dois examinadores boticários e um meirinho. Para exercer de modo efetivo as atribuições designadas ao seu cargo, os delegados poderiam nomear escrivães, oficiais e examinadores de sua confiança para representá-los nas localidades mais distantes. Caso, durante as visitas de inspeção às boticas, fosse encontrado algum medicamento julgado impróprio para uso, caberia ao juiz comissário delegado determinar a queima do material ou o fechamento do estabelecimento. O mesmo juiz ficaria encarregado de realizar devassas anuais nas terras de sua jurisdição, a fim de punir aqueles que formulassem e aplicassem remédios de modo irregular. Durante esse procedimento, geralmente ocorriam denúncias de prevaricação, o que gerava conflitos com as pessoas fiscalizadas. As queixas ocorriam tanto na Corte quanto nos lugarejos mais distantes. Nenhuma diligência dos delegados do físico-mor do Reino poderia ser suspensa por governador, capitão-general, ministro de justiça, capitão-mor ou comandante de distrito, o que demonstra o caráter amplo e irrestrito das atribuições confiadas aos oficiais que representavam a Fisicatura-mor (Brasil, 1810a). O poder conferido a esses juízes visava não apenas reforçar a autoridade do poder real no interior do Brasil e evitar a importação de moléstias epidêmicas para o Rio de Janeiro, onde então residia a família real, mas também combater as práticas de cura não reconhecidas pela ciência acadêmica, hostilizadas pelos médicos e associadas ao charlatanismo, à ignorância e à ingenuidade.

Segundo André de Faria Pereira Neto (2001), as raízes desse embate entre distintas racionalidades terapêuticas estariam na formação cultural brasileira. As pessoas que ousavam exercer ou recorrer aos métodos populares ou heterodoxos de cura eram consideradas indivíduos ignóbeis, embotados e obtusos. Entretanto, a despeito dos dispositivos de coerção, a medicina acadêmica não exercia um monopólio do mercado terapêutico, pois muitas pessoas desconfiavam dos alopatas porque eles compartilhavam crenças diferentes das suas e habitavam, na maioria das vezes, universos sociais distintos. Essa falta de coesão entre médicos oriundos dos níveis mais altos da sociedade e pacientes pertencentes aos estratos mais baixos fazia com que estes últimos continuassem a recorrer a homeopatas, parteiros, sangradores e curandeiros para solucionar seus problemas de saúde.

Os candidatos que desejassem obter licenças e cartas para exercer as artes da cura deveriam apresentar, à Fisicatura-mor, certidão concedida por mestres licenciados, responsáveis pelo aprendizado, cuja duração mínima era de quatro anos, no caso de cirurgiões e boticários, e de dois anos, para sangradores e parteiras. Caso o mestre se recusasse a fornecer o certificado, o suplicante poderia recorrer a três testemunhas para comprovar o exercício da profissão durante determinado tempo. Os médicos, por sua vez, deveriam apresentar o diploma expedido pela faculdade onde haviam se formado. Tanto os pedidos de licença para atuar como médico quanto aqueles para atuar como curandeiro dispensavam as certidões de mestres, mas exigiam a comprovação – em geral, obtida por meio de abaixo-assinados – não só dos serviços prestados pelo candidato, mas também de conduta moral ilibada para o exercício do ofício. A "licença para curar de medicina prática" era concedida àquelas pessoas que não tinham completado os estudos de medicina no exterior, mas que tinham cartas de cirurgião ou de boticário. Quem não tivesse tais cartas poderia requerer uma licença de curandeiro (Pimenta, 1997).

As cartas concedidas a médicos, cirurgiões e boticários eram definitivas e assinadas pelo rei, príncipe ou imperador, conforme o contexto político. Expedidas, em geral, a parteiras, sangradores e curandeiros, as licenças tinham caráter provisório e contavam com a assinatura do físico-mor ou do cirurgião-mor, demonstrando, assim, uma hierarquia entre as atividades profissionais, cujas ressonâncias podiam ser observadas no interior da própria estrutura burocrática da Fisicatura-mor. A distribuição das cartas ocorria de acordo com alguns critérios, tais como o prestígio ou a posição social e econômica das pessoas que as recebiam (Pimenta, 1997).

No entanto, a despeito da exigência de títulos, muitos terapeutas populares que exerciam diferentes ofícios e práticas optaram por não regularizar suas atividades. Presume-se que essa escolha tenha tido como fundamentos: a cobrança exigida para o licenciamento; o desinteresse da clientela em saber se os terapeutas tinham ou não titulação; e o fato de muitos desconhecerem tanto o caráter ilegal do trabalho quanto a própria existência da Fisicatura-mor. As limitações e o reduzido quadro de funcionários, problema crônico não restrito à Corte, também contribuíram para essas decisões (Pimenta, 2003).

Depois da proclamação da Independência do Brasil, a Fisicatura começou a ser hostilizada em função do sentimento antilusitano que a vinculava aos interesses portugueses. As constantes reclamações de abusos de poder, por parte de seus oficiais, também contribuíram para sua extinção. Conforme supõe Tânia Salgado Pimenta (2003), a falta de apoio dos médicos à instituição (vinculados, cada vez mais, às academias médico-cirúrgicas) também contribuiu para seu fim. Após longo debate, foi promulgada a Lei de 30 de agosto de 1828 (Brasil, 1828b), que extinguiu a Fisicatura-mor e a Provedoria-mor. Suas atribuições foram transferidas para as Câmaras Municipais e Justiças Ordinárias, mas a concessão de autorização e fiscalização do exercício de curar ficou paralisada. A Lei de 1º de outubro (Brasil, 1828a), promulgada no mesmo ano, que reordenou, ampliou e diversificou as funções das Câmaras Municipais, não especificou nada sobre essa questão. Apesar disso, grande parte dos terapeutas populares não teve suas atividades prejudicadas, as quais continuaram a ser exercidas normalmente. Na cidade do Rio de Janeiro, a concessão de autorização e fiscalização do exercício de curar foi regulamentada somente a partir de 1830, com a publicação de novas posturas municipais. Todo médico, boticário, parteira e sangrador deveria, a partir de então, apresentar sua carta na Câmara Municipal, para ser registrada. Quem não tivesse referida autorização seria considerado contraventor. A situação dos curandeiros se agravou ainda mais, uma vez que sua profissão foi excluída pelas posturas, obrigando-os a cair na clandestinidade. O cenário piorou em 1832, com a transformação das academias médico-cirúrgicas em faculdades de medicina, instituições responsáveis por conferir os títulos de farmacêutico, parteira e doutor em medicina. Nesse contexto, a Câmara Municipal do Rio de Janeiro deixou de reconhecer as cartas dos sangradores fornecidas pela extinta Fisicatura-mor (Pimenta, 2003).

Na próxima seção, vamos abordar outra faceta da assistência médica no Brasil colonial: as Santas Casas de Misericórdia.

## (2.3)
## Santas Casas de Misericórdia

Em sua origem, o cristianismo era uma religião de pobres e oprimidos. Com o passar do tempo, no entanto, ele penetrou os círculos aristocráticos e migrou do espaço urbano para o rural, tendo se adaptado tanto ao modelo econômico feudal quanto, mais tarde, à economia das trocas monetárias, ou economia mercantil.

Desde a Alta Idade Média, considerava-se que a ajuda aos pobres era uma tarefa de responsabilidade da igreja. A pobreza, até então, não era considerada edificante; foi somente a partir dos séculos XI e XII que ela adquiriu contornos espirituais. Havia, no entanto, a pobreza de caráter voluntário – caracterizada pela renúncia aos bens materiais, por exemplo – e a pobreza involuntária da indigência. As instituições caritativas e as ordens mendicantes surgiram no interior dessa conjuntura, quando os grupos sociais mais abastados buscaram justificar suas posses e seus privilégios diante da crescente pobreza e do elogio da caridade como um dever geral. Como forma de obter a salvação divina e a remissão dos pecados, esses grupos passaram a exercer a caridade e a filantropia também com o intuito de ostentar suas riquezas, de afirmar seu prestígio social e de demonstrar, perante a sociedade, sua benevolência e piedade. Importante observarmos que essas doações não eram repassadas diretamente aos pobres: em primeiro lugar, figuravam conventos, hospitais e confrarias religiosas; apenas depois, e conforme a vontade dos administradores dessas instituições, é que os pobres recebiam as esmolas ou a assistência de que necessitavam. Os pobres eram vistos pela igreja como meros objetos de filantropia. A figura do doador é que recebia, no plano moral, maior atenção por parte da doutrina cristã (Geremek, 1986).

O modelo de caridade sofreu reformulações a partir da contrarreforma. A Igreja Católica repensou seus programas assistenciais, pois acreditava que a forma como estavam sendo realizados alimentavam as fraudes, incentivavam a mendicidade e desestimulavam o princípio edificante do trabalho entre as camadas sociais mais pobres. Operou-se, a partir de então, uma distinção rigorosa entre aqueles indivíduos com capacidade para o trabalho e aqueles que realmente não tinham condições de exercer qualquer ofício ou atividade. A denúncia da existência de mendigos "honestos" e "desonestos" já havia sido feita no século XII pelos chamados *decretalistas*, inspirados pelo monge e jurista Graciano. De todo modo, no século XVI, a Igreja Católica e as autoridades municipais buscaram regular a mendicidade na prática (Geremek, 1986).

A caridade e o assistencialismo são ações que já estavam presentes na Europa, pelo menos desde o século XI. A partir do século XII e durante o século XIII, as obras de caridade laica multiplicaram-se pelo continente europeu. Entre elas, é possível destacar a atuação das Confrarias da Misericórdia, que praticavam a assistência tanto material quanto espiritual. As ações dessas confrarias não estavam limitadas aos seus membros, mas se estendiam também à população pobre e doente, incluindo desde a distribuição de esmolas até a realização de sepultamentos e a manutenção de hospitais administrados pela Igreja Católica (Barreto, 2011). Outro papel importante desenvolvido por essas instituições foi o de acomodar as elites locais às suas estruturas de cargos internos. Muitos de seus funcionários eram "homens bons e respeitáveis" que ainda não haviam conquistado um espaço na hierarquia das instituições urbanas tradicionais (Geremek, 1986).

A partir do século XV, a caridade assumiu um caráter individual, distinguindo-se da assistência de cunho institucional (confraria e hospitais). Caridade e assistência, apesar de consideradas laicas, tinham em comum o aspecto religioso e devocional. Nesse período, o assistencialismo foi sacralizado, e a doutrina da caridade, institucionalizada. Esse modelo e a articulação entre igreja, monarquia e poderes locais serviriam como fonte de inspiração para a fundação das Santas Casas de Misericórdia, em Portugal.

Fundada em 1498, a Santa Casa de Misericórdia de Lisboa foi um notável exemplo desse modelo, que não enfrentou concorrência até o século XVIII. Seus poderes, estatutos, compromissos e privilégios ainda serviram de exemplo para outras instituições análogas, criadas pelo Império português em seus respectivos domínios ultramarinos, entre eles, o Brasil. De acordo com os compromissos de 1516, a irmandade de Lisboa deveria orientar suas ações em sete obras espirituais e corporais. Entre as obras espirituais, podemos destacar como exemplos o perdão, o consolo e os conselhos. No que diz respeito às obras corporais, é possível sublinhar a cura dos enfermos, a doação de alimentos aos famintos e o sepultamento dos pobres. Esses compromissos também pautaram as ações das demais irmandades (Barreto, 2011).

Laurinda de Abreu (2001) afirma que as Santas Casas foram elementos de identidade nacional cruciais para a estruturação do Império português e que a implementação dessas instituições nos domínios ultramarinos seguiu dois modelos distintos: o primeiro, adotado nas ilhas atlânticas, Norte da África e Oriente, foi coetâneo do processo de instalação das irmandades em Portugal e da chegada dos portugueses àqueles territórios; o segundo, adotado no Brasil e na costa africana, só foi desenvolvido após o estabelecimento das estruturas políticas, administrativas e institucionais e da valorização econômica daqueles espaços.

A primeira Santa Casa de Misericórdia do Brasil foi fundada na cidade de Salvador, em 1549. Assim como as demais irmandades, era uma instituição subordinada às elites locais e um espaço de afirmação de poder e prestígio social desses grupos, bem como de negociação entre riqueza e pobreza. A direção e a mesa da Santa Casa eram ocupadas por figuras de proa da sociedade baiana, tais como governadores, senhores de engenho, clérigos, barões, comendadores, desembargadores, coronéis, majores, brigadeiros e tenentes. Percebe-se, portanto, o caráter elitista e oligárquico da confraria baiana, característica que também podia ser observada na composição de outras Misericórdias na colônia e nos demais domínios ultramarinos da Coroa Portuguesa (Barreto, 2011).

A partir do século XV, as Santas Casas de Misericórdia passaram a incorporar alguns hospitais. Esse processo intensificou-se de maneira sistemática no século XVII, ampliando, segundo Barreto (2011), a disponibilidade de recursos econômicos e a visibilidade das irmandades. Ainda na perspectiva dessa autora, em virtude dos benefícios econômicos decorrentes da anexação dos hospitais, as Santas Casas buscaram estabelecer um monopólio da atividade assistencial hospitalar. Na Bahia, esse monopólio estendeu-se até às primeiras décadas do século XX. Abreu (2001), por seu turno, argumenta que os custos acarretados pela incorporação dos hospitais forçaram as irmandades a prestar a assistência apenas aos doentes. Até então, além de doentes, eram atendidos presos, viúvas, órfãos e crianças abandonadas.

A irmandade baiana administrou o Hospital de São Cristóvão de 1549 até 1893, quando foi construído um novo hospital, denominado Santa Izabel. O Hospital de São Cristóvão atendeu indivíduos pertencentes a diferentes grupos ou estratos sociais. A assistência médico-cirúrgica abrangeu presos, soldados, estrangeiros, mendigos e escravos, embora a maioria dos doentes atendidos pelo hospital tenha sido composta de marítimos, isto é, tripulantes de embarcações mercantis (Barreto, 2011). As doenças predominantes eram malária, febre amarela, febres reumáticas, tuberculose, sarampo, varíola, sífilis e escorbuto (Russel-Wood, 1981).

De acordo com Isabel dos Guimarães Sá (1997), o doente típico assistido pelo Hospital São Cristóvão era homem, branco, nascido em Portugal. Barreto (2005) afirma que, durante a primeira metade do século XIX, a quantidade de homens atendidos por aquele hospital superou em 70% o número de mulheres e que, além de portugueses, foram atendidos belgas, germânicos, dinamarqueses, espanhóis, franceses, ingleses, italianos, suecos e suíços. Esses indivíduos exerciam diferentes ofícios, dos quais podemos destacar: pedreiros, farmacêuticos, artistas, cozinheiros, negociantes, oficiais de justiça, pescadores, pintores, professores e sapateiros. Por outro lado, o perfil da população feminina era bastante distinto. A maioria das mulheres era mestiça, oriunda da própria cidade de Salvador, solteira e sem ocupação declarada. Entre aquelas que declararam exercer algum ofício, destacam-se lavadeiras, vendedoras, domésticas, costureiras e roceiras. O Hospital São Cristóvão, portanto, não era um espaço de cura que atendia, em sua maioria, indigentes ou escravos, mas, sobretudo, homens que exerciam alguma atividade ocupacional que lhes permitisse arcar com as despesas de seus tratamentos (Barreto, 2011).

No Rio de Janeiro, a Santa Casa de Misericórdia foi fundada no final do século XVI. Com a descoberta das minas na Região Sudeste, na década de 1690, a irmandade fluminense passou a desempenhar um papel importante de assistência à população da cidade, beneficiando-se do desenvolvimento econômico pelo qual passava a região. A Santa Casa do Rio de Janeiro era responsável tanto pela cura de soldados do rei quanto pelo enterro dos escravos (assim como a Misericórdia de Salvador); além disso, a instituição criou uma roda de enjeitados e oferecia recolhimento de órfãs. Na década de 1740, seu prédio e o hospital-geral foram ampliados. A partir de 1754, passou a receber uma verba para assistência aos presos pobres. Em virtude dos diferentes serviços prestados à população, a confraria representou e reproduziu o modelo institucional de caridade praticado no Império português. A partir do século XVIII, a Santa Casa fluminense presenciou uma mudança significativa no quadro de suas elites dirigentes, com a introdução dos homens de negócios ou comerciantes de grosso trato que buscavam reconhecimento social. No início do Oitocentos, a Misericórdia já não era a mesma instituição do final do século XVI:

tornou-se muito mais complexa, com extenso quadro de funcionários, vasta gama de serviços prestados, orçamento significativo, além de inúmeros imóveis para administrar (Franco, 2015).

O hospital da Santa Casa de Misericórdia do Rio de Janeiro atendia pessoas dos mais diferentes estratos sociais e de diversas condições jurídicas – ou seja, escravos, forros ou livres. O hospital ainda se caracterizava por sua parceria com a faculdade de medicina. Professores e alunos tinham acesso aos recursos – entre eles, a botica – e também aos doentes, o que possibilitava, assim, o estudo de diversas enfermidades. A receita da irmandade era composta de doações e legados. Durante o período imperial, figuraram muitos doadores ligados ao governo, dos quais é possível destacar ministros e o próprio Imperador. Tal fato conferia algumas prerrogativas, por parte do governo, sobre a confraria. Essa interferência na administração e no cotidiano da Santa Casa podia ser observada na indicação de médicos para atuar no hospital, na definição de castigos aos funcionários e na determinação da realização de aulas práticas e teóricas da faculdade de medicina nos espaços da Misericórdia (Pimenta; Delamarque, 2015).

## Síntese

Neste capítulo, evidenciamos que, antes do contato com os europeus, os ameríndios precisavam enfrentar doenças e problemas de saúde, como febres, boubas e picadas de animais peçonhentos. Eles utilizavam diversas plantas para fins medicinais, entre as quais o guaraná, o maracujá e a ipecacuanha. As doenças eram interpretadas como resultado de ações de espíritos malignos ou divindades. Os pajés eram responsáveis pelas práticas de cura, que envolviam variados tipos de rituais, desde a interpretação de sonhos até a ingestão de bebidas mágicas. Com a chegada dos europeus, contudo, esses povos passaram a ter de enfrentar doenças, como varíola, sarampo, lepra e tuberculose, as quais foram responsáveis pela morte de milhares de indígenas. As práticas de cura e as concepções de doenças dos povos ameríndios foram duramente combatidas pelos jesuítas, que suprimiram a autoridade dos pajés. No entanto, de maneira paradoxal, muitos deles assimilaram o uso de ervas e plantas medicinais utilizadas pelos indígenas.

Destacamos, ainda, que, com a chegada da Corte Portuguesa, em 1808, a Fisicatura-mor passou a regular e a fiscalizar as práticas cirúrgicas e terapêuticas. A atuação dos terapeutas populares, como sangradores e curandeiros, foi tolerada até a década de 1830, quando então começaram a ser perseguidos sistematicamente e proibidos de exercer suas artes.

Encerramos o capítulo com uma discussão a respeito da atuação das Santas Casas de Misericórdia no Brasil colonial. A primeira delas foi fundada em Salvador, em 1549. Rapidamente, as Santas Casas se tornaram espaços de afirmação de poder e prestígio social das elites locais. As irmandades buscaram estabelecer um monopólio da atividade assistencial hospitalar, mas não foram espaços de cura exclusivos para o atendimento de indigentes e escravos.

No próximo capítulo, abordaremos o processo de institucionalização da medicina no Brasil e alguns dos aspectos que caracterizaram o discurso médico brasileiro no século XIX.

## Atividades de autoavaliação

1. No que diz respeito aos primeiros contatos estabelecidos entre os ameríndios brasileiros e os europeus, assinale a alternativa **incorreta**:
   a) Antes do contato com os europeus, problemas de saúde e doenças, como bouba, febres, tungíase e picadas de animais peçonhentos, eram comuns entre os indígenas.
   b) Doenças, como varíola, gripe, sarampo e tuberculose, já existiam no continente americano antes da chegada dos europeus.
   c) A chegada dos europeus forçou muitas tribos a romper o isolamento em que viviam, as quais passaram a viver em engenhos ou em aldeamentos jesuíticos.
   d) Estima-se que, antes da chegada dos portugueses, existiam, aproximadamente, seis milhões de indígenas, distribuídos em 1,4 mil tribos, vivendo onde hoje é o Brasil.
   e) O isolamento geográfico e o nomadismo das tribos indígenas foram fatores positivos, uma vez que impediram o contato dos ameríndios brasileiros com determinadas doenças e a eclosão de epidemias.

2. Com relação às concepções de doença e às práticas terapêuticas dos povos indígenas que viveram no Brasil durante o período colonial, assinale a alternativa **incorreta**:
   a) Os povos ameríndios do Brasil colonial tinham uma percepção a respeito da origem das doenças semelhante às concepções dos povos antigos da Mesopotâmia e da Ásia.
   b) Os pajés eram responsáveis pelas práticas de cura, que envolviam variados tipos de rituais, desde a interpretação de sonhos até a ingestão de bebidas mágicas.

c) Apesar de a terapêutica estar vinculada à tentativa de expulsar ou de pacificar as forças sobrenaturais, os pajés também receitavam uma farmacopeia natural, com base em plantas, sangue, saliva, gorduras de animais e ossos triturados.
d) A sangria não era praticada pelos pajés.
e) As tentativas de combater as epidemias de varíola, por parte dos indígenas, envolveram medidas extremas, como se deitar sobre brasas.

3. Sobre a atuação dos jesuítas no Brasil colonial, assinale a alternativa correta:
a) Os jesuítas foram impelidos a assimilar as crenças e os saberes indígenas que se mostravam compatíveis com os dogmas católicos.
b) As práticas de cura e as concepções de doenças dos povos ameríndios foram incentivadas pelos jesuítas que chegaram ao Brasil em 1549.
c) Os pajés passaram a ser sistematicamente perseguidos e difamados pelos jesuítas.
d) Considerados sagrados, intermediadores e intérpretes do mundo sobrenatural, os pajés tornaram-se aliados dos jesuítas.
e) Os jesuítas não incorporaram a farmacopeia indígena.

4. As afirmações a seguir tratam das práticas de cura exercidas por terapeutas populares no Brasil colonial. Assinale a alternativa **incorreta**:
a) A medicina acadêmica combatia os terapeutas populares, rotulando-os de ignorantes.

b) Os terapeutas populares formavam um grupo constituído por médicos eruditos, diplomados nas universidades europeias.
c) No Brasil colonial, em razão da falta de médicos diplomados, a população mais pobre precisou recorrer aos terapeutas populares.
d) O ofício de curandeiro foi extinto pelas novas posturas municipais da cidade do Rio de Janeiro, promulgadas a partir de 1830.
e) Para a realização das artes de curar, os terapeutas populares necessitavam de licenças e de cartas expedidas pela Fisicatura-mor.

5. A respeito das ações de caridade e de assistencialismo, assinale a alternativa **incorreta**:
a) Como forma de obter a salvação divina e a remissão dos pecados, exercia-se a caridade também com o intuito de ostentar as riquezas, de afirmar o próprio prestígio social e de demonstrar a benevolência.
b) A partir do século XII, as obras de caridade laica multiplicaram-se pelo continente europeu. Entre elas, é possível destacar a atuação das Confrarias da Misericórdia.
c) As Confrarias da Misericórdia exerciam um assistencialismo de caráter individual.
d) As Santas Casas foram elementos de identidade nacional cruciais para a estruturação do Império português.
e) As Santas Casas eram espaços de afirmação de poder e de prestígio social, bem como de negociação entre riqueza e pobreza.

# Atividades de aprendizagem

## Questões para reflexão

1. Ainda existem, no Brasil, algumas tribos indígenas que resistem ao extermínio. Algumas dessas tribos vivem isoladas, sem contato permanente com as populações urbanas e rurais. Elas preservam aspectos e saberes da cultura de seus ancestrais, tais como as práticas de cura. Nesse aspecto, de que forma ocorre, nos dias atuais, o intercâmbio entre esses saberes médicos indígenas tradicionais e a medicina moderna científica?

2. No Brasil colonial e imperial, as Santas Casas não forneciam assistência médica exclusivamente a pobres e escravos. Muitas dessas instituições ainda exercem suas atividades. Hoje, o Sistema Único de Saúde (SUS) fornece assistência médica gratuita à população brasileira. Quais são os principais pontos positivos desse modelo assistencial e o que poderia ser feito para melhorá-lo? Discuta as observações e as conclusões com o seu grupo de estudos.

## Atividade aplicada: prática

1. Faça um levantamento das principais políticas de saúde pública voltadas para as populações indígenas do Brasil. Descreva essas políticas e examine a forma pela qual são aplicadas. Em seguida, elabore um parecer crítico sobre elas.

Capítulo 3

# História e historiografia da saúde no Brasil imperial

Este capítulo tem a intenção de examinar brevemente o processo de institucionalização da medicina no Brasil e da organização sanitária no Império brasileiro. Pretendemos, ainda, reconstituir de modo sucinto o conjunto de crenças ou convicções científicas que caracterizavam o discurso médico nacional no século XIX. Para cumprir nossos objetivos, dividimos o capítulo em quatro seções. Na primeira delas, abordaremos as ações que levaram à criação das primeiras faculdades de medicina nas cidades de Salvador e do Rio de Janeiro. Em seguida, recuperaremos alguns aspectos da trama de relações tensas e conflituosas entre a medicina acadêmica e as práticas populares de cura. Na terceira seção, analisaremos a atuação da Academia Imperial de Medicina e a formação da Junta Central de Higiene Pública. Na última seção, apresentaremos um panorama geral do discurso eugênico e higienista adotado por muitos médicos brasileiros no século XIX, que acreditavam na possibilidade de regeneração racial da população do país, pela viabilização, nos trópicos, de uma civilização com feições europeias.

## (3.1) Processo de institucionalização da medicina no Brasil do século XIX

Durante trezentos anos, o Brasil foi proibido de fundar instituições de ensino superior. Vários fatores explicam esse desinteresse de Portugal em conferir à colônia americana um arcabouço institucional que fomentasse a educação e o conhecimento científico. Entre esses motivos, podemos destacar o fato de que, na própria metrópole portuguesa, inexistia um ambiente favorável à renovação científica. Até o século XVIII, por exemplo, o ensino médico em Portugal era caracterizado pelo atraso e pelo anacronismo quando comparado a outros países europeus, como a França.

Em razão da ausência de faculdades de medicina, os médicos que atuavam no Brasil colonial eram formados na Europa. O número de esculápios, no entanto, era insuficiente para atender a população de uma colônia com dimensões continentais. A falta de assistência médica levou muitas pessoas a recorrer aos terapeutas populares. Muitas também buscavam apoio na medicina alternativa, pois não dispunham de recursos financeiros para arcar com as despesas de um médico particular. Outro fator dizia respeito às concepções de cura e de doença compartilhadas entre a população e os terapeutas populares, concepções essas ligadas à magia, à espiritualidade e à religião, distintas daquelas defendidas pela medicina acadêmica.

Somente em 1808, com a chegada da família real ao Brasil, é que as primeiras escolas cirúrgicas foram fundadas. Pela Carta Régia de 18 de fevereiro daquele ano, D. João VI criou a Escola de Cirurgia da Bahia. No dia 2 de abril do mesmo ano, foi inaugurada a Escola Anatômica, Cirúrgica e Médica do Rio de Janeiro. Em 1813, as duas escolas foram reorganizadas e transformadas em academias médico-cirúrgicas. Os cursos médicos sofreram alterações em seus currículos e em suas metodologias. Apesar disso, as academias enfrentaram problemas referentes ao descaso do corpo docente e à falta de apoio oficial e material (Ferreira; Fonseca; Edler, 2001).

Inicialmente, a Escola Anatômica, Cirúrgica e Médica do Rio de Janeiro estava situada no Hospital Real Militar e Ultramar. Em 1813, foi renomeada como Academia Médico-Cirúrgica e passou a funcionar nas dependências do Hospital da Santa Casa de Misericórdia até 1832, quando sofreu mudança para o extinto Hospital Militar e assumiu a denominação de Faculdade de Medicina. Em 1844, ganhou nova sede no Hospital Militar, em conjunto com um prédio localizado na Praia de Santa Luzia. Três anos mais tarde, a faculdade sofreu outra mudança de endereço, dessa vez, para um prédio na Rua dos Bourbons. Nova remoção ocorreu em 1856, para o local denominado Recolhimento das Órfãs (propriedade da Santa Casa de Misericórdia). Por fim, em 1918, a faculdade adquiriu sede própria na Praia da Saudade, atual Avenida Pasteur (Ferreira; Fonseca; Edler, 2001).

O currículo da Faculdade de Medicina do Rio de Janeiro também sofreu diversas alterações ao longo de sua história. Quando foi fundada, em 1808, a proposta curricular abrangia apenas as áreas de anatomia e cirurgia. O ingresso na faculdade dependia de exames, do conhecimento da língua francesa e do pagamento de uma taxa de matrícula. As lições eram essencialmente teóricas, e o curso cirúrgico tinha duração de quatro anos. Até 1813, o Estatuto da chamada Escola Cirúrgica e Médica foi regido pela Universidade de Coimbra; depois, adquiriu Estatuto próprio, quando foi transformada em Academia Médico-Cirúrgica. A partir de então, passou-se a exigir também o conhecimento da língua inglesa, e o curso foi ampliado para cinco anos, ao final dos quais o aluno recebia carta de "aprovado" ou de "formado". O currículo contava com disciplinas como Anatomia geral, Química Farmacêutica, Fisiologia, Higiene e Arte Obstétrica (Ferreira; Fonseca; Edler, 2001).

O aluno "aprovado" poderia atuar apenas no campo da cirurgia, ou seja, estaria habilitado a realizar sangrias, aplicar ventosas e curar fraturas, contusões e feridas; aquele que desejasse adquirir a carta de "cirurgião formado" deveria frequentar de novo as disciplinas do 4º e 5º anos, ao final dos quais estaria habilitado a exercer a cirurgia e também a medicina, podendo tratar toda espécie de enfermidade nas regiões onde não existissem médicos licenciados. Até então, conforme vimos anteriormente, a medicina no Brasil só podia ser exercida por físicos e cirurgiões que tivessem licença e atestado de habilitação fornecidos pelo cirurgião-mor de Portugal. Suas funções eram restritas às práticas cirúrgicas supramencionadas, sendo a terapêutica um privilégio dos médicos formados em Coimbra. Algumas dessas restrições, contudo, começaram a ser banidas no Brasil após a criação das escolas de medicina, quando os médicos passaram a ser formados no país. As distinções, porém, entre médicos e cirurgiões só seriam extintas no Brasil em 1848 (Ferreira; Fonseca; Edler, 2001).

Com a Independência do Brasil e a emergência de um novo quadro político e socioeconômico, ocorreram mudanças nas instituições médicas do país. Ampliada a autonomia das academias médico-cirúrgicas pelo Decreto Imperial (Lei) de 1826, as instituições médicas passaram a poder emitir os diplomas de "cirurgião aprovado" e de "cirurgião formado", libertando-se, assim, do jugo da Universidade de Coimbra e do cirurgião-mor de Portugal. A Lei de 3 de outubro de 1832, elaborada pela Câmara dos Deputados em conjunto com a Sociedade de Medicina do Rio de Janeiro, transformou as academias do Rio de Janeiro e de Salvador em faculdades de medicina (Brasil, 1832). O ensino da Medicina e da Cirurgia foi integrado em um curso só, com duração de seis anos. Dois novos cursos passaram a ser ofertados: Farmácia e Obstetrícia. A titulação, após a conclusão dos cursos, ficou assim definida: doutor em Medicina, farmacêutico e parteira. Novas disciplinas passaram a integrar o currículo, entre elas, Botânica Médica, História da Medicina, Medicina Legal e Princípios Elementares de Zoologia (Ferreira; Fonseca; Edler, 2001).

Nova reforma realizada pelo Ministério do Império, em 1854, conferiu ao ensino médico do Brasil novos estatutos e quadro docente ampliado, com a criação da classe de opositores. Foram inseridas, nos currículos, as disciplinas de Anatomia Patológica, Patologia Geral e Química Orgânica. A chamada Reforma Bom Retiro guiou o ensino médico no país até 1879, quando novo decreto pôs em vigor o ambicioso projeto, elaborado por uma comissão médica, que instituiu o ensino prático e colocou a grade curricular em sintonia com as novas especialidades médicas que vinham surgindo (Ferreira; Fonseca; Edler, 2001).

Após esse panorama geral sobre a formação, a institucionalização e a estruturação das faculdades de medicina no Brasil imperial, vejamos, na próxima seção, como aconteceu a disputa pela hegemonia da medicina acadêmica sobre as artes de curar.

## (3.2) Medicina acadêmica e o combate às práticas populares de cura

O processo de institucionalização da ciência médica no Brasil foi marcado por tensões e conflitos sociais. Como vimos, a medicina colonial combinava elementos e tradições das culturas indígena, africana e europeia. Não havia a possibilidade de estabelecer uma hierarquia rígida entre médicos acadêmicos e terapeutas populares na América portuguesa (como havia, por exemplo, na Europa) em decorrência da falta de esculápios. Esse problema, ocasionado pela inexistência de faculdades de medicina e pela vasta extensão do território brasileiro, levava a população a recorrer a curandeiros, sangradores, parteiras e barbeiros para solucionar seus problemas de saúde. Nesse cenário, e diante de uma categoria que gozava de enorme prestígio entre as camadas populares, a medicina científica ainda não dispunha de meios suficientes para se impor. Outra razão que explica a ausência de uma hierarquia entre a medicina acadêmica e a medicina popular no Brasil, até meados do século XIX, é o fato de que as artes de curar exercidas pelos médicos diplomados não se distinguiam daquelas executadas pela medicina popular. Isso porque tanto a medicina culta quanto a popular tinham uma concepção de doença e um arsenal terapêutico baseados em crenças naturais e sobrenaturais (Ferreira, 2003).

A adoção de terapias alternativas era uma prática que estava disseminada por todo o corpo social da colônia e do império. Não só as camadas populares, mas também os níveis mais elevados da sociedade faziam uso de diferentes métodos terapêuticos. Muitos desses métodos tinham como base o humorismo hipocrático, o que demonstra não só a longevidade da teoria humoral, mas, sobretudo, o caráter não linear e evolutivo das concepções médicas e científicas. Era muito comum, não apenas no Brasil colonial, mas também no Império, o uso de vomitórios, purgantes, laxantes, clisteres, bem como a prática de sangria. A população, em geral, compartilhava uma forte crença nesses métodos terapêuticos. No interior da própria comunidade médica, existiam aqueles que defendiam uma "medicina evacuante", baseada no uso generalizado de laxativos. Não foi, portanto, uma tarefa simples deslegitimar e desmistificar os costumes e as concepções populares de cura e de doença, pois, de um lado, a própria medicina que se pretendia científica ainda fazia uso de muitos desses métodos; de outro, ainda prevalecia entre a população leiga, ou seja, não iniciada nos saberes herméticos da medicina erudita, a desconfiança e o desprezo com relação aos médicos diplomados (Ferreira, 2003).

Os periódicos médicos criados no Brasil na primeira metade do século XIX buscaram amenizar essa impopularidade da medicina acadêmica. Um dos objetivos era esclarecer a população a respeito dos perigos que as terapêuticas alternativas, o charlatanismo e a ignorância poderiam representar à saúde. Os artigos tinham caráter didático, no intuito de dialogar com um público mais amplo e combater os preconceitos relacionados à medicina científica. Além dos periódicos, existiam os dicionários e os manuais de medicina que circulavam no Brasil desde o final do século XVIII. Como exemplo, podemos destacar a publicação, em 1842, do *Dicionário de medicina popular e das ciências acessórias*, do dr. Pedro Luiz Napoleão Chernoviz. Apesar dos esforços de divulgação, esses manuais não foram capazes de reverter a influência auferida pelos terapeutas populares (Ferreira, 2003).

O estabelecimento de uma nítida fronteira capaz de separar a medicina acadêmica da popular foi um processo bastante complexo, marcado por ambiguidades e, sem dúvida, por muitos conflitos. Conforme vimos anteriormente, entre 1808 e 1828, quem quisesse exercer alguma atividade relacionada às artes de curar deveria pedir licenças e cartas à Fisicatura-mor, criada em 1808 com o objetivo de fiscalizar os ofícios ligados ao mundo da cura. Eram outorgadas cartas e licenças a médicos, cirurgiões, boticários, sangradores, parteiras, curandeiros, dentistas (atividade associada à de sangrador) e até mesmo para a cura de moléstias específicas, como a embriaguez. Eram de responsabilidade do físico-mor e do cirurgião-mor, respectivamente, a fiscalização dos medicamentos e das atividades relacionadas à prática cirúrgica. O foco da atuação dos delegados e subdelegados do físico-mor e do cirurgião-mor era a verificação das cartas ou das licenças concedidas aos terapeutas. Para a Fisicatura, sangradores, curandeiros, parteiras e curadores de moléstia específica eram considerados inferiores aos médicos, cirurgiões e boticários, que integravam os quadros oficiais da instituição. Em virtude desse entendimento, a concessão de cartas e licenças era feita de acordo com o nível ocupado pelos indivíduos no interior das estruturas sociais e econômicas e das redes de dependência que caracterizavam a sociedade brasileira daquela época. Essas redes eram construídas a partir de favores, lealdade, obediência e proteção. Na prática, isso significava que os delegados e os subdelegados podiam facilitar, ou não, a obtenção de cartas e de licenças a determinado curandeiro (Pimenta, 2003).

As redes de dependência podiam facilitar a atividade de alguns terapeutas, mas o Regimento da Fisicatura previa multas e prisões àqueles que não fossem oficializados. Sem dúvida, a fiscalização tinha muitas lacunas, pois a falta de funcionários impedia que ela fosse realizada em todo o território nacional. Esse, provavelmente, foi um fator importante, que ajuda a explicar o desinteresse dos terapeutas populares em oficializar suas atividades.

Durante os vinte anos de atuação da Fisicatura-mor, foram autorizados apenas 207 sangradores, 66 parteiras e 27 curandeiros. De todo modo, para os enfermos que buscavam a ajuda desses terapeutas, pouco importava se eles tinham, ou não, algum título oficial. Aqueles, contudo, que conseguiam se oficializar contavam com algumas prerrogativas concedidas pela Fisicatura-mor, o que gerava conflitos com os curandeiros não oficializados. Eram comuns, por exemplo, os casos de denúncia de exercício ilegal das artes de curar, e muitos terapeutas oficiais se mobilizavam para punir os não licenciados (Pimenta, 2003).

A Fisicatura-mor foi extinta em 1828, entre outras razões, pelo sentimento antilusitano que cresceu naquele período e em virtude das queixas de abusos e extorsões. As atividades de fiscalização de boticas, gêneros alimentícios e portos ficaram então a cargo dos municípios; já aquelas relacionadas às artes de curar ficaram sem substitutos. A partir de 1832, as Faculdades de Medicina do Rio de Janeiro e de Salvador passaram a conceder os títulos de doutor em medicina, farmacêutico e parteira. O título de sangrador não seria mais concedido, e as câmaras municipais deixaram de registrar as cartas expedidas pela Fisicatura-mor. Dessa forma, as atividades dos sangradores e curandeiros não poderiam mais ser legalizadas, embora, na prática, isso não tenha significado o fim desses ofícios. Em muitos periódicos da época, sangradores e curandeiros continuaram anunciando seus serviços; além disso, eram muito comuns anúncios de venda e de aluguel de escravos sangradores/barbeiros.

Apesar da tentativa de monopolizar o discurso médico pela sua organização em faculdades e sociedades de medicina e periódicos especializados, além de desqualificar e deslegitimar os terapeutas populares, os médicos não conseguiram fazer com que a população perdesse a confiança nessas práticas, já que elas constituíam o único recurso de que essas pessoas poderiam se valer para resolver seus problemas de saúde. Além disso, como vimos, os terapeutas populares e seus clientes partilhavam da mesma visão sobre doenças e curas (concepção espiritual e religiosa), o que não acontecia com os médicos acadêmicos, cuja visão era diferente daquela expressa pela população mais pobre.

Na próxima seção, discutiremos a formação e o papel de instituições, como a Academia Imperial de Medicina e a Junta Central de Higiene Pública, na organização sanitária do Brasil durante o século XIX.

## (3.3) Organização institucional da saúde pública no Brasil oitocentista

No Brasil do século XIX, prevalecia uma divisão regional entre as instituições médicas, marcada por uma hierarquia que dizia respeito, sobretudo, ao prestígio profissional. A Academia Imperial de Medicina, por exemplo, criada no Rio de Janeiro em 1829 e oficializada em 1835, tinha atribuições e competências distintas das faculdades de medicina: ela transformou-se em instrumento da política imperial de saúde pública e passou a sancionar as inovações médico-científicas. Os médicos que se uniram àquela instituição buscaram produzir um conhecimento original sobre as patologias brasileiras. Prêmios eram ofertados em competições anuais como forma de estimular a produção de conhecimento local; além disso, a Academia coletava e examinava informações epidemiológicas e administrava a vacina antivariólica. Em essência, a coleta de informações visava à constituição de um conjunto de dados que deveriam ser processados, analisados e aplicados pelos médicos acadêmicos. Apesar das pretensões de organizar a profissão médica e de regulamentar o ofício das artes de curar, com o objetivo de deslegitimar a atuação de curandeiros, barbeiros e sangradores, os membros da Academia Imperial não conseguiram estabelecer um poder administrativo. No limite, o papel daquele espaço institucional ficou restrito à função consultiva, a despeito da prerrogativa que seus membros tiveram, até metade do século XIX, de formular as políticas de saúde pública (Edler, 2011).

Os periódicos *Semanário de Saúde Pública* e *Revista Médica Fluminense* pertenciam à Academia Imperial de Medicina. As publicações enfatizavam a febre palustre como moléstia dominante em território nacional. Era praticamente consenso entre as principais teorias médicas vigentes no Brasil, naquele tempo, que o elemento palustre, ou seja, os miasmas, eram a causa da maior parte das morbidades que afligiam o país. Com efeito, o contexto epistemológico da primeira metade do século XIX era caracterizado pela anatomoclínica e pelo paradigma climatológico. A fisiologia experimental de Claude Bernard (1813-1878), assim como a patologia celular de Rudolf Virchow (1821-1902), que dariam azo à formação de uma medicina laboratorial, estavam apenas emergindo. No âmbito dessa conjuntura, espaços institucionais, como a Academia Imperial de Medicina, mostraram-se cruciais para a coleta de informações, dados e registros de observações clínicas necessários à produção de um conhecimento médico-científico original a respeito das enfermidades nacionais (Edler, 2011).

A publicação, em 1844, da obra *Du Climat et des Maladies du Brésil ou Statistique Médicale de cet Empire*, de Sigaud, é um exemplo dessa tentativa de encontrar respostas originais para os problemas médicos e higiênicos do país. Sigaud entendia que as doenças eram causadas por fatores climático-telúricos; nesse sentido, a umidade desempenharia um papel fundamental nas morbidades de países tropicais, como o Brasil, já que atuaria diretamente sobre as funções de respiração e de excreção e, indiretamente, sobre a decomposição de matérias orgânicas, gerando, assim, os miasmas responsáveis pelas febres intermitentes. Esses fatores morbígenos (umidade e miasmas), no entanto, por si sós não seriam suficientes para produzir a doença no organismo humano; acreditava-se, pois, na existência de causas predisponentes, como os hábitos higiênicos e, mais precisamente, os regimes alimentar e sexual, os quais contribuiriam para o desenvolvimento das patologias. Nesse aspecto, a aclimatação também constituiria um problema. Sigaud (1844) afirmava que a base do aclimatamento seria a transformação do temperamento. O excesso de calor produziria um temperamento misto, caracterizado pela predominância nervosa e biliar. Em regiões frias, esse temperamento seria marcado pelo tipo sanguíneo, diferente do tipo nervoso, das regiões mais tórridas. Como podemos ver, as observações de Sigaud referentes à questão da aclimatação tinham como um de seus fundamentos a teoria humoral. Com base nessas concepções teóricas, Sigaud propôs, então, um regime para a aclimatação dos europeus às regiões tropicais, que consistia na prática de sangrias, banhos e dieta vegetal, seguidos da aplicação de purgativos, conforme as estações do ano (Edler, 2011).

A obra de Sigaud perderia seu prestígio somente a partir da segunda metade do século XIX, em virtude de mudanças ocorridas no âmbito da profissão médica, na ordem política institucional e no perfil epidemiológico, decorrentes das epidemias de febre amarela e de cólera. A criação, em 1850, da Junta Central de Higiene Pública obstou as pretensões políticas da Academia Imperial de Medicina, retirando-a do papel central que até então ela representava na saúde pública.

### 3.3.1 Junta Central de Higiene Pública

Em meio à crise desencadeada pela epidemia de febre amarela de 1849-1850, que grassou intensamente na Corte, o médico José Martins da Cruz Jobim (1802-1878) apresentou, na sessão de 12 de fevereiro de 1850 da Câmara, o projeto de criação de um conselho geral de saúde pública. O projeto de Cruz Jobim tinha caráter centralizador e, apesar de ter inspirado a criação da Junta Central de Higiene Pública, não recebeu apoio para tramitar na Câmara (Delamarque, 2011).

Em 22 de agosto de 1850, a Câmara dos Deputados iniciou a discussão de um projeto que abria crédito de 200 contos de réis ao Ministério do Império para ser aplicado em melhorias sanitárias e na criação de uma junta de saúde pública. O assunto foi retomado na Câmara no exato momento em que ferviam os debates a respeito da salubridade, da urbanização e das condições de trabalho, debates esses suscitados pelas epidemias de febre amarela e de cólera, que atingiram o Brasil em 1850 e 1855, respectivamente (Delamarque, 2011).

O terceiro artigo do projeto versava sobre as atribuições da junta, que deveriam ser apenas consultivas, o que gerou divergências entre os deputados. Argumentavam alguns que seria redundante criar um novo órgão apenas para prestar conselhos, uma vez que a Academia Imperial de Medicina já fazia isso. Outros deputados, sobretudo os que eram médicos, defenderam papel mais ativo para a junta. Apesar das discussões, não houve mudanças importantes no projeto, que foi aprovado em 10 de setembro de 1850 e regulamentado pelo Decreto n. 598 (Brasil, 1850), que criou a Junta de Higiene Pública, composta de um presidente, nomeado pelo governo; do cirurgião-mor da armada e do exército; do inspetor do Instituto Vacínico; e do provedor de saúde do porto do Rio de Janeiro (Delamarque, 2011).

No início, a Junta não dispunha de regulamento próprio, o que a forçou, muitas vezes, a recorrer ao Ministério do Império para fazer valer suas determinações. Seu primeiro Regulamento foi promulgado em 24 de setembro de 1851, quando passou a ser denominada de Junta Central de Higiene Pública. Apesar de a palavra *central* sugerir jurisdição nacional, na prática, a Junta não desempenhou essa influência, tendo tido seu campo de ação limitado, na maioria das vezes, ao âmbito da Corte (Delamarque, 2011).

O art. 2º do Regulamento de 1851 determinou a criação de comissões de higiene pública nas províncias do Pará, do Maranhão, de Pernambuco, da Bahia e do Rio Grande do Sul. Essas comissões eram constituídas por comissários vacinadores, provedores de saúde dos portos e delegados do cirurgião-mor do Exército. Nas demais províncias, a nomeação dos provedores de saúde ficou a cargo dos governos locais. Era responsabilidade das comissões e dos provedores o envio anual de relatórios sanitários para o presidente da Junta. Muitos provedores, no entanto, queixavam-se das precárias condições em que atuavam, o que impossibilitava a elaboração de relatórios mais completos e detalhados (Delamarque, 2011).

Os provedores de saúde pública e as comissões não tinham autonomia. Para que suas recomendações fossem colocadas em prática, era necessário o aval dos presidentes de província e dos ministros do Império. Segundo Nikelen Witter (2007), as comissões viviam em constante conflito não só com o governo central e com os governos das províncias, mas também com as Câmaras Municipais e as elites locais. A fragilidade das comissões decorria ainda do fato de não contarem com força policial para punir os infratores de seu Regulamento. A própria Junta Central não tinha autoridade sobre os funcionários a ela subordinados. Em 1857, na tentativa de minimizar os conflitos, o governo alterou o Regulamento de 1851 e extinguiu as comissões de saúde pública. Em seu lugar, foram instituídas as inspetorias de saúde pública. O cargo de provedor também foi substituído pelo de inspetor (Delamarque, 2011).

Em 1886, a Junta Central de Higiene foi dividida em duas repartições: Inspetoria Geral de Saúde dos Portos e Inspetoria Geral de Higiene, ambas permanecendo vinculadas ao Ministério do Império. À primeira caberiam os serviços ligados às relações exteriores (polícia sanitária do litoral; ancoradouros e navios; superintendência dos lazaretos e hospitais marítimos e aplicações de quarentenas). À segunda caberia a fiscalização dos serviços internos em todo o território nacional (Benchimol, 1999).

Ainda de acordo com Delamarque (2011), a criação da Junta Central de Higiene representou a primeira tentativa de unificar e de centralizar os serviços sanitários do Império. Tal iniciativa estava relacionada às críticas que os grupos médicos dirigiam às Câmaras Municipais por estas não contarem com funcionários com conhecimento especializado na área médica. Esses grupos defendiam a criação de um órgão com responsabilidade específica pelas questões relacionadas à saúde pública; lutavam, ainda, por maior prestígio das autoridades políticas e pelo reconhecimento da medicina acadêmica, em detrimento das práticas populares de cura. Apesar da criação da Junta de Saúde Pública com abrangência nacional, as atribuições conferidas a esse órgão não foram acatadas sem prévia negociação pelos governos provinciais e municipais. Muitas das medidas tomadas pela Junta conflitavam com o entendimento das autoridades, o que prejudicava ainda mais o precário estado da saúde pública nas regiões pobres e distantes da capital.

O fato é que a Junta Central de Higiene Pública não significou a consagração do poder político dos higienistas brasileiros (Edler, 2011). Apesar disso, Pimenta (2003) argumenta que a Junta foi importante para o processo de institucionalização da medicina acadêmica e, sobretudo, para a constituição do monopólio das artes de curar, reivindicado pelos médicos alopatas. Delamarque (2011), por sua vez, relativiza a perda de influência da Academia Imperial de Medicina após a criação da Junta Central, conforme asseverado por Flávio Edler (2011). A autora afirma que a Junta era presidida por dois membros da Academia Imperial, e muitos outros acadêmicos participavam da composição de sua diretoria. De maneira mais específica, Delamarque (2011) não nega que durante a década de 1850 a Academia tenha enfrentado um período de crise, mas argumenta que isso não decorreu exclusivamente da criação da Junta Central, uma vez que, já na década de 1840, a Academia enfrentava dificuldades. Sem dúvida, é possível propor que a criação da Junta Central aprofundou ainda mais essa crise, pois tal instituição assumiu a função de conselheira do governo central em assuntos relativos à saúde pública, função esta que antes estava a cargo da Academia.

Na próxima seção, veremos como as ideias higienistas, as teorias raciais, o evolucionismo e o darwinismo social configuraram um dos aspectos fundamentais do discurso médico vigente no Brasil oitocentista.

## (3.4)
## Ideias eugênicas e higienistas vigentes nos discursos médico-científicos do Brasil do século XIX

A partir da segunda metade do século XIX, com a expansão da produção cafeeira e a mudança do eixo econômico da Região Nordeste para a Sudeste, as instituições científicas do país passaram por um processo de diversificação regional. Nesse contexto, foram fundados e/ou reestruturados museus, jardins botânicos, faculdades de direito, institutos históricos e de pesquisa médico-científica, como foi o caso do Instituto Manguinhos, atual Fiocruz. O perfil social e profissional das elites intelectuais também sofreu alterações significativas. As áreas de atuação acadêmica foram igualmente diversificadas, com novas especializações vinculadas a essas instituições científicas. As transformações decorrentes do fim da escravidão e da intensificação da urbanização e imigração criaram um panorama social mais complexo e nuançado, com o surgimento de uma pequena classe média urbana, uma grande massa de ex-cativos e uma elite de proprietários que buscava conservar a hierarquia social rígida e excludente (Schwarcz, 1993).

### 3.4.1 Introdução do discurso eugênico no Brasil

A década de 1870 foi um marco na constituição de um novo projeto político, social, econômico e científico para o Brasil. Entre outros desdobramentos, destacamos a incorporação, por parte de uma nova elite intelectual e econômica, dos princípios e modelos deterministas liberais e evolucionistas que dariam azo a novos argumentos para justificar as diferenças sociais da nação, ou seja, a exclusão das chamadas "classes perigosas", formadas por africanos, escravos, ex-escravos, trabalhadores pobres e demais marginalizados. Esses modelos científicos produzidos na Europa passaram a ser difundidos no Brasil justamente quando a monarquia brasileira procurava se distinguir das demais repúblicas latino-americanas e formar uma civilização tropical moderna aos moldes europeus (Schwarcz, 1993).

Publicada em 1859, *A origem das espécies*, de Charles Darwin, teve uma ampla repercussão, transformando-se em referência obrigatória. Por outro lado, diversas interpretações da obra acabaram se desviando da teoria de Darwin e passaram a ser aplicadas à análise das sociedades humanas. Conceitos, como *competição, seleção do mais forte, evolução* e *hereditariedade,* foram utilizados pelas mais diferentes disciplinas científicas – por exemplo, pela Psicologia, pela Geografia, pela Linguística, pela Sociologia e pela Pedagogia, além, é claro, da Biologia e da Antropologia. O darwinismo, no entanto, não ficou restrito ao âmbito acadêmico, tendo desempenhado grande influência também na política, a partir de noções, como a de "seleção natural", utilizadas para justificar a superioridade ocidental no contexto dos imperialismos (Schwarcz, 1993).

A formação de correntes deterministas também foi uma das consequências da influente teoria darwiniana. Nesse aspecto, destacam-se a escola determinista geográfica e o darwinismo social. De acordo com a primeira, "o desenvolvimento cultural de uma nação seria totalmente condicionado pelo meio" (Schwarcz, 1993, p. 58). Já na perspectiva da segunda delas, a miscigenação seria a responsável pela degeneração das "raças", o que pressupunha a existência de "raças puras". Tais aspectos comportavam conotações políticas explícitas: para os adeptos do darwinismo social, as "raças inferiores" deveriam ser exterminadas, concepção característica da prática extremista que ficou conhecida como *eugenia* (Schwarcz, 1993).

O termo *eugenia* foi criado em 1883 pelo cientista britânico Francis Galton (1822-1911). Etimologicamente, a palavra significa "bem-nascido". Primo de Darwin, Galton publicou em 1869 o livro *Hereditary genius*, considerado o texto fundador da eugenia e marcadamente influenciado pela obra *A origem das espécies*. Nesse livro, Galton buscou provar, "a partir de um método estatístico e genealógico, que a capacidade humana era função da hereditariedade, e não da educação" (Schwarcz, 1993, p. 60). Na prática, isso significava uma série de interdições e restrições na vida e nos hábitos dos indivíduos. Por tal perspectiva, o aprimoramento das populações dependeria de um rígido controle sobre a reprodução dos indivíduos que as compõem. Casamentos inter-raciais deveriam ser proibidos; além disso, alcoólatras, alienados, degenerados e demais doentes não poderiam, em hipótese alguma, gerar descendentes. Esse controle poderia ser realizado por meio de dois métodos: o primeiro deles, seria pelo incentivo à reprodução dos adequados, caracterizando, assim, a eugenia positiva; o segundo, reconhecido como eugenia negativa, consistia na esterilização forçada dos indivíduos considerados inferiores e socialmente indesejáveis (Schwarcz, 1993).

O movimento eugenista ambicionava tornar a eugenia uma ciência, mediante a reinterpretação das leis da hereditariedade humana. A aplicação prática desse conhecimento seria a obtenção de nascimentos de seres humanos considerados puros e desejáveis do ponto de vista social e biológico. Mas a eugenia também configurou um movimento social e político ao desejar controlar os casamentos e evitar que certos indivíduos se reproduzissem. Em outras palavras, esse movimento determinista, que pretendia ser alçado à condição de ciência, tinha como um de seus principais objetivos impor a administração racional e científica da hereditariedade e, por consequência, das populações. Para seus adeptos, portanto, o progresso só poderia ser alcançado pelas sociedades "puras" (Schwarcz, 1993).

Nas últimas décadas do século XIX, as disputas imperialistas intensificaram-se, ao mesmo tempo em que grupos sociais antes marginalizados começaram a reivindicar o atendimento de suas demandas por parte dos governos das nações europeias. O otimismo, ou seja, a crença no progresso científico, característico daquele contexto, foi cedendo espaço, gradativamente, a um pessimismo generalizado com relação à vida moderna. Na Europa e nos Estados Unidos, as elites dominantes temiam que a industrialização, o avanço desenfreado de um urbanismo cada vez mais caótico e a intensificação dos fluxos migratórios desaguassem em uma completa degeneração social. Subjacente a esse processo estava a noção segundo a qual doenças comuns às classes pobres, tais como tuberculose, sífilis e alcoolismo, eram hereditárias. Esse temor assumia contornos ainda mais dramáticos para essas elites, que acreditavam na rápida multiplicação daqueles considerados "inadequados". Esse cenário parecia confirmar as convicções de Francis Galton, que, fundamentado na teoria evolucionista, pensava ser possível aprimorar as raças humanas pela seleção deliberada dos "adequados". Mas, para que essas ideias vicejassem nos meios científicos, seriam necessários o desenvolvimento e o aperfeiçoamento do conhecimento da hereditariedade. A teoria de Galton contrariava a tradição lamarckiana, segundo a qual as características adquiridas no meio externo eram transmitidas de geração em geração; para Galton, as capacidades dos indivíduos eram herdadas de modo biológico, sem intervenção do meio social (Stepan, 2005).

Na Europa, o desenvolvimento da eugenia esteve associado ao medo da degeneração. Na América Latina, por sua vez, foi a ideia de regeneração, em conjunto com outros fatores, que contribuiu para a introdução da eugenia. Diferentemente da eugenia britânica, fundamentada nas concepções mendelianas (transmissão de determinados caracteres hereditários de um organismo a seus descendentes), o movimento eugênico brasileiro derivou-se das ideias neolamarckianas (características adquiridas no meio ambiente que são transmitidas de uma geração para outra).

De maneira mais específica, o termo *eugenia* foi inserido pela primeira vez no Brasil em 1914, como título de uma tese médica. Em 1918, foi fundada a primeira sociedade brasileira de eugenia. Nesse intervalo de tempo, a Europa vivenciou a Primeira Guerra Mundial, conflito do qual o Brasil foi o único país da América Latina a participar efetivamente. Essa guerra ajudou a projetar um sentimento nacionalista nos países latino-americanos que, associado às ideias eugenistas, alimentou os desejos das elites locais de regenerar suas populações. Outro fator importante foi a crise do "subdesenvolvimento", decorrente das mudanças sociais e econômicas ocorridas na região entre 1870 e 1914. Com relação ao Brasil, o fim do sistema escravocrata conduziu o país a uma posição periférica de dependência no âmbito do sistema capitalista mundial, o que representou, na prática, o crescimento das desigualdades sociais. Pobreza, imigração, doenças e preconceitos raciais criaram distúrbios sociais que se agravaram nas primeiras décadas do século XX. Diante desses conflitos, a eugenia foi a solução propugnada por alguns médicos para resolver esses problemas que pareciam insolucionáveis pelo viés político. A institucionalização científica foi outro fator importante para a ascensão da eugenia no Brasil. Ao contrário do que se possa imaginar, essa institucionalização não ocorreu em universidades modernas, uma vez que a primeira delas foi fundada no Brasil somente em 1934. Os espaços, portanto, onde esse processo de institucionalização da ciência se desenvolveu foram os museus, os institutos históricos, os jardins botânicos, as organizações de saúde pública e, principalmente, as faculdades de direito e de medicina (Stepan, 2005).

Schwarcz (1993) argumenta que a "moda cientificista" começou a circular no Brasil na década de 1870, como literatura e manuais de divulgação científica; tal circulação, no entanto, não poderia ser compreendida, naquele momento, como incentivo a pesquisas originais.

Flávio Edler (2011), por seu turno, revela uma paisagem distinta daquela demonstrada por Lilia Schwarcz. Conforme o autor, a busca por inovações e originalidade já se constituía no objetivo dos membros da Academia Imperial de Medicina, fundada em 1829 e oficializada em 1835. Os médicos integrantes daquela instituição esforçaram-se para produzir um conhecimento original sobre as patologias brasileiras. Ainda de acordo com Edler (2011), esses médicos ambicionavam não só impor o monopólio do diagnóstico dos problemas médicos nacionais como também traduzir e atualizar a pauta higienista e anatomoclínica europeia contemporânea.

Apesar disso, no que diz respeito às teorias raciais, Schwarcz (1993) sustenta que houve uma apropriação tardia, além de uma seleção de textos, ou melhor, uma adaptação das teorias ao contexto e à realidade nacionais.[1] Nesse aspecto, a autora se propôs a investigar a "originalidade dessa cópia", que, segundo ela, transformou-se em um instrumento conservador e autoritário na definição de uma identidade nacional e na justificação das rígidas hierarquias sociais que caracterizavam a sociedade escravocrata daquele tempo.

---

1 *Sobre o problema da circulação de conhecimentos, ver a seção "Centro e periferia" do Capítulo 1 deste livro.*

### 3.4.2 Ideias higienistas no Brasil oitocentista

A discussão sobre a higiene pública ocupou um lugar relevante nos debates médicos até a década de 1880. Segundo Schwarcz (1993), os médicos da faculdade de medicina do Rio de Janeiro buscavam combater as doenças tropicais, como a febre amarela, por meio da adoção de práticas ou programas higienistas, diferentemente dos médicos da faculdade da Bahia, que enxergavam no cruzamento racial o verdadeiro problema da nação. Muitos desses médicos baianos estabeleceram conexões insólitas entre doenças e raças, como é o caso da sífilis, considerada um mal degenerativo em função da mestiçagem. A despeito dos contrastes entre as duas faculdades, no período de 1870 a 1930 a maioria dos artigos publicados no primeiro periódico médico brasileiro, a *Gazeta Médica da Bahia*, versava sobre higiene pública. A prevalência desse tema pode ser compreendida em função das epidemias de febre amarela, cólera, varíola e peste bubônica que assolavam o país naquele tempo. Os médicos da Bahia aderiram às campanhas de erradicação dessas doenças. O doutor baiano Pacífico Pereira (1846-1922) chegou a afirmar que a higiene constituía a primeira necessidade de um povo e que o saneamento caracterizava uma exigência crucial para a civilização. Na concepção desses médicos, a sociedade brasileira era um corpo doente que necessitava ser sanado (Schwarcz, 1993).

Na segunda metade do século XIX, a imagem do Brasil no exterior foi afetada pelas epidemias de febre amarela que grassaram na Corte e nas demais regiões do país. A alcunha de *cemitério de imigrantes* ameaçava os projetos de substituição da mão de obra cativa e de modernização dos principais centros urbanos, bem como a entrada de investimentos estrangeiros. A solução para o enfrentamento dos problemas sanitários estava no combate e na prevenção de epidemias por meio da higiene pública e das ações de profilaxia e de saneamento. Apesar da distinção entre higienistas e saneadores, na prática, essas funções eram geralmente exercidas pelo mesmo agente. Os projetos de saneamento visavam à intervenção em espaços públicos e privados, tais como casas, portos, abatedouros, vias públicas, escolas, igrejas, cemitérios, mercados públicos, tabernas, lupanares etc. As recomendações dos higienistas, por sua vez, tinham como objetivo intervir no cotidiano e disciplinar os hábitos e os costumes dos indivíduos. Buscava-se regular os regimes alimentares, as atividades físicas, as relações sexuais, os comportamentos. Excessos de todos os tipos eram condenados; desvios em relação ao que era considerado "normal" e tudo o que abalasse a sensibilidade e ameaçasse a livre circulação das elites dominantes, como a pobreza, a própria doença ou as pessoas de "raças inferiores", deveria ser não apenas condenado, mas também, de alguma forma, segregado ou ocultado dos espaços públicos frequentados por essas elites.

Esses grupos sociais considerados "inferiores" – ou, em outras palavras, as classes pobres – constituíam, portanto, um problema social, político e sanitário. Tal constatação partia dos diagnósticos proferidos pelos higienistas do século XIX, que viam nas habitações coletivas o foco de onde emanavam todas as mazelas que ameaçavam a nação brasileira. Tal como os miasmas exalados das matérias orgânicas em decomposição, os cortiços, para os influentes higienistas, propagavam todos os tipos de epidemias, de corrupção e de vício moral. Tanto a Junta Central de Higiene Pública, analisada anteriormente, quanto a Câmara Municipal da Corte buscaram adotar medidas para regulamentar as habitações coletivas. Em 1853, a comissão de posturas da respectiva Câmara colocou em discussão um projeto de "Regulamento dos Estalajadeiros". O objetivo era facilitar a fiscalização de estalagens, hospedarias, hotéis e cortiços por parte da polícia e das autoridades sanitárias, bem como normatizar e assegurar as condições de higiene desses espaços. Apesar de não ter sido aprovado, o projeto deixou entrever como as condições de moradia das classes pobres causavam temor às elites dominantes do Rio de Janeiro pela ameaça que representavam à sua segurança, sobretudo sanitária (Chalhoub, 1996).

Existiram, ainda, outras tentativas infrutíferas de aprovar um projeto de posturas para regular os cortiços da Corte, mas somente a partir de 1866 começaria a despontar no horizonte uma solução para as precárias condições das habitações populares. Naquele ano, o higienista, vereador e presidente da Junta Central de Higiene, José Pereira Rego, apresentou um detalhado projeto de posturas para os cortiços à Câmara Municipal, que, mais uma vez, recusou a adoção das recomendações. Todavia, anos mais tarde, em 1873, com base no projeto de Pereira Rego, a respectiva Câmara promulgou uma postura que proibia a construção de novos cortiços em determinados espaços da cidade. Em 1876, nova postura reforçaria a proibição. Dessa forma, os dispositivos legais para a erradicação dos cortiços das áreas centrais do Rio de Janeiro começaram a ganhar contornos mais definidos. Segundo Pereira Rego, o aperfeiçoamento moral e material de um povo estaria relacionado ao desenvolvimento da higiene pública, caminho indispensável para atingir a civilização. Essas afirmações deram azo à formação de uma ideologia da higiene, que teria implicações diretas nas políticas de saúde pública adotadas no Brasil nas últimas décadas do século XIX (Chalhoub, 1996).

A viabilidade de uma civilização aos moldes europeus, no Brasil, país tropical, dependia, segundo os "homens de ciência", da substituição dos ex-cativos por imigrantes. Abolida a escravidão em 1888, o problema da substituição da mão de obra impôs-se como umas das questões centrais da agenda política e econômica do país. A seleção desses imigrantes deveria passar pelo crivo científico de médicos e advogados, que, armados com o arsenal teórico da eugenia, teriam a responsabilidade de orientar a política imigratória, com o intuito de selecionar apenas as "boas raças" para entrar no país, evitando, assim, imigrantes asiáticos e africanos. Subjacente a esse projeto, estava a intenção não somente de estabelecer uma raça "sadia e vigorosa" de colonos, mas também de branquear a população. Para autores como Nancy Stepan (2005), é justamente nesse aspecto que reside a originalidade do movimento eugênico brasileiro, isto é, no cruzamento racial ou na mestiçagem como forma de regenerar ou aperfeiçoar a população brasileira. Com relação àqueles grupos que não poderiam ser "regenerados", as opiniões dos eugenistas divergiam. Alguns diziam que esses indivíduos desapareceriam naturalmente. Outros, por sua vez, incrédulos quanto a isso, como é o caso do médico Renato Kehl (1889-1974), defendiam a esterilização compulsória. Tal medida radical nunca chegou a ser adotada no Brasil, porém, nos Estados Unidos, a primeira Lei de esterilização eugênica foi promulgada em 1919; na Suíça, em 1928, seguida da Dinamarca, em 1929 (Stepan, 2005).

## Síntese

No decorrer deste capítulo, descrevemos brevemente o processo de institucionalização da medicina no Brasil. Em 1808, após a chegada da família real, D. João VI autorizou a criação da Escola de Cirurgia da Bahia. Em abril daquele ano, foi inaugurada sua congênere na cidade do Rio de Janeiro. Em 1813, as duas escolas foram transformadas em academias médico-cirúrgicas. Em 1832, essas academias passaram a ser denominadas Faculdades de Medicina. Os esforços de institucionalização das faculdades impossibilitaram a constituição de projetos científicos originais. A medicina acadêmica no Brasil imperial precisou enfrentar ainda a concorrência dos terapeutas populares. A população, em geral, desconfiava dos médicos diplomados e muitos também não dispunham de recursos suficientes para pagar as consultas. Estratégias como a divulgação de dicionários e de manuais de medicina e a própria transformação das academias médico-cirúrgicas em faculdades não foram suficientes para reverter o apoio e o prestígio dos terapeutas populares.

Esforços aplicados na criação de um arcabouço institucional mais centralizado ocorreram a partir de 1850, com a fundação da Junta Central de Higiene Pública. As epidemias de febre amarela e de cólera, que fustigaram o país, foram a rampa de lançamento para os projetos de formação da Junta. Apesar da intenção de abranger todo o território nacional, a atuação da Junta Central ficou praticamente restrita ao âmbito da Corte.

No século XIX, alguns médicos brasileiros começaram a selecionar e adaptar teorias raciais e de caráter eugênico com o objetivo de branquear a população nacional e, assim, fortalecer a "raça" brasileira. A eugenia no Brasil foi inspirada nas ideias neolamarckianas e teve um viés positivo, isto é, buscou incentivar a reprodução dos "adequados" em detrimento dos socialmente inferiores e indesejados. O discurso higienista também estabeleceu algumas conexões com o movimento eugênico. Os médicos higienistas brasileiros viam na pobreza um problema não somente social e político, mas principalmente sanitário. Buscavam intervir no cotidiano das classes miseráveis que habitavam os cortiços de cidades, como o Rio de Janeiro, disciplinando seus corpos, seus hábitos e seus costumes segundo as crenças e convicções da medicina científica.

No próximo capítulo, examinaremos as epidemias mais importantes que assolaram o Brasil no decorrer do século XX e as principais políticas sanitárias adotadas durante aquele período.

## Atividades de autoavaliação

1. No que concerne à fundação das faculdades de medicina no Brasil, assinale a alternativa correta:
   a) As primeiras escolas cirúrgicas foram fundadas no Brasil somente após a Independência.
   b) As primeiras faculdades de medicina do Brasil foram fundadas nas cidades de Salvador e São Paulo.
   c) Diante da ausência de faculdades de medicina, os médicos que atuavam no Brasil colonial eram formados na Europa. O número de esculápios, contudo, era insuficiente para atender a população de uma colônia com dimensões continentais.
   d) Em 1813, as academias médico-cirúrgicas do Brasil foram transformadas em faculdades de medicina.
   e) A proposta curricular inicial da Escola Cirúrgica e Médica do Rio de Janeiro abrangia apenas as áreas de cirurgia e obstetrícia.

2. No tocante às relações entre a medicina acadêmica e popular no Brasil colonial e imperial, assinale a alternativa **incorreta**:
   a) O processo de institucionalização da ciência médica no Brasil foi marcado por tensões e conflitos sociais.
   b) Até meados do século XIX, as artes de curar exercidas pelos médicos diplomados no Brasil não se distinguiam daquelas executadas pela medicina popular.
   c) Grande parte da população brasileira desconfiava e desprezava os métodos da medicina acadêmica.
   d) A adoção de terapias alternativas era uma prática que estava disseminada por todo o corpo social da Colônia e do Império.
   e) Os dicionários e manuais de medicina foram suficientes para acabar com o prestígio e a influência dos terapeutas populares.

3. Com relação à Academia Imperial de Medicina e à Junta Central de Higiene Pública, assinale a alternativa correta:
   a) A Academia Imperial de Medicina tinha atribuições e competências idênticas às das faculdades de medicina.
   b) Os médicos da Academia Imperial de Medicina limitaram-se a reproduzir localmente os conhecimentos médicos criados na Europa.
   c) Além de organizar a profissão médica e de regulamentar o ofício das artes de curar, a Academia Imperial de Medicina conseguiu estabelecer um poder administrativo.
   d) Apesar da intenção de estender sua influência a todo território nacional, a atuação da Junta Central de Higiene Pública ficou praticamente limitada ao âmbito da Corte.
   e) A Junta Central de Higiene Pública significou a consagração do poder político dos higienistas brasileiros.

4. Sobre a eugenia e suas principais características, assinale a alternativa **incorreta**:
   a) O termo *eugenia* foi criado em 1883 pelo cientista britânico Francis Galton.
   b) A obra *A origem das espécies* é considerada o texto fundador da eugenia.
   c) A eugenia negativa consistia na esterilização forçada de indivíduos considerados inferiores e socialmente indesejáveis.
   d) O movimento eugenista ambicionava tornar a eugenia uma ciência mediante a reinterpretação das leis da hereditariedade humana.
   e) Para os adeptos da eugenia, o progresso só poderia ser alcançado pelas sociedades racialmente "puras".

5. O movimento eugênico brasileiro assumiu contornos distintos do movimento europeu. Assinale a alternativa que apresenta a afirmação correta a respeito da eugenia no Brasil:
   a) O movimento eugênico brasileiro derivou das concepções mendelianas.
   b) O termo *eugenia* foi inserido pela primeira vez no Brasil como título de uma tese médica, em 1914.
   c) A institucionalização científica no Brasil não contribuiu para a ascensão da eugenia em nosso país.
   d) Segundo Lilia Moritz Schwarcz, as teorias raciais não foram adaptadas ao contexto e à realidade nacionais.

# Atividades de aprendizagem

## Questões para reflexão

1. Reflita e elabore um texto dissertativo sobre os problemas que o Brasil ainda enfrenta com relação à urbanização e ao fornecimento de habitações dignas e de saneamento básico para todas as pessoas.

2. Elabore uma análise imagética da obra *A Redenção de Cam*, de 1895, do pintor Modesto Brocos (1852-1936). Discuta suas observações com o grupo de pesquisa.

## Atividade aplicada: prática

1. Faça um levantamento de algumas pesquisas na área da engenharia genética, especificamente voltadas para a reprodução humana – ou, em último caso, animal. Em seguida, elabore uma análise comparativa com as discussões eugênicas dos médicos brasileiros do século XIX, expostas neste capítulo.

Capítulo 4

# História e historiografia da saúde no Brasil República: epidemias e políticas públicas de saneamento

A proposta deste capítulo é examinar, de maneira panorâmica, a saúde pública do Brasil durante o século XX. A análise das epidemias, contudo, pressupõe um exame simultâneo das políticas públicas de combate às doenças. Em virtude disso, optamos por integrar esses dois objetos de modo a tornar a explicação mais coesa, estrutural e inteligível. À medida que formos reconstituindo a história das epidemias, buscaremos traçar e problematizar, em paralelo, as ações governamentais de enfrentamento aos flagelos epidêmicos.

Na primeira seção, discutiremos o processo de formação dos institutos de pesquisa. Em seguida, analisaremos os atos e as atitudes diante de fenômenos epidêmicos, a partir das reflexões de Jean Delumeau e Charles Rosenberg. Posteriormente, discorreremos sobre as principais epidemias que assolaram o país no século XX, como a febre amarela, a peste bubônica, a varíola, a influenza e a Aids. Na quarta seção, abordaremos alguns dos principais aspectos que configuraram a assistência à saúde durante o primeiro governo Vargas (1930-1945). Por fim, na última parte, apresentaremos os movimentos, os programas, as campanhas e as discussões que levaram à criação do Sistema Único de Saúde (SUS).

## (4.1)
## Institutos de pesquisas

A passagem do século XIX para o século XX revelou importantes mudanças para a saúde pública nacional e internacional. Um amplo leque de soluções muito mais complexas do que aquelas sugeridas pelos higienistas oitocentistas se impôs aos médicos e às autoridades sanitárias. Endemias antes desprezadas ou desconhecidas tornaram-se protagonistas de um movimento, com características messiânicas, em prol do saneamento dos sertões brasileiros. As principais cidades do país foram submetidas a reformas urbanas e sanitárias, a fim de torná-las conciliáveis às novas necessidades do capital financeiro que fluía pelas artérias do novo regime republicano. A remodelação dos centros urbanos, sobretudo das capitais, vincula-se, de maneira mais ampla, às transformações médicas e sanitárias ocorridas na América Latina no final do século XIX e durante as primeiras décadas do século XX.

Apesar de a medicina pasteuriana ter inaugurado um novo paradigma nas ciências médicas, possibilitando meios eficazes para o controle de doenças pestilenciais, cujos mecanismos de transmissão eram desconhecidos pelos higienistas do século XIX, seu advento, por si só, não é capaz de explicar a formação dos primeiros institutos de pesquisa científica brasileiros. Isso porque a importação da tecnologia e do *know how* constituiu apenas uma faceta desse intrincado processo. As diversas tradições científicas são legitimadas social, retórica e epistemologicamente conforme os contextos políticos, econômicos e sociais de determinado país. Dessa forma, é possível entender que as ciências não seriam um simples encadeamento lógico de proposições a serem, ou não, refutadas mediante experimentos. Os praticantes de uma ciência, assim como qualquer outra personagem de investigação histórica, não podem ser descritos e compreendidos de maneira isolada das circunstâncias concretas em que pensam, vivem e atuam. Indivíduos de grande destaque e inserção nos círculos científicos nacionais e internacionais, como Oswaldo Cruz, precisaram desenvolver notória habilidade política para convencer os legisladores e a opinião pública a respeito da importância tanto da institucionalização das ciências biomédicas no país quanto da formação de uma massa crítica, crucial para seu desenvolvimento.

A primeira dessas instituições fundadas no Brasil foi o Instituto Bacteriológico, inaugurado em São Paulo no ano de 1892. A criação desse espaço, na respectiva unidade federativa do país, integrou um projeto mais amplo de modernização da cidade, que, naquela conjuntura, vivenciava a expansão do complexo cafeeiro e um notável influxo de imigrantes. Adolfo Lutz (1855-1940), renomado médico e cientista brasileiro, assumiu a direção do Instituto em setembro de 1895. Com o apoio de Rodrigues Alves, então presidente da província de São Paulo, Lutz desenvolveu inúmeras pesquisas no Instituto, ao lado de Vital Brazil (1865-1950). Destaca-se, em especial, aquela que versou a respeito das descobertas acerca da transmissão da febre amarela, realizadas pela Comissão Reed, em Havana, as quais foram comprovadas, em São Paulo, por Adolfo Lutz e Emílio Ribas (1862-1925), o que viabilizou, assim, a campanha liderada por Oswaldo Cruz, no Rio de Janeiro, em 1904, contra a febre amarela.

Outra moléstia que despertou a atenção das autoridades sanitárias do Brasil foi a peste bubônica, que fustigou a cidade de Santos e cuja epidemia estimulou a fundação do Instituto Butantã, em 1899, no estado de São Paulo. Receoso de que a peste alcançasse o Rio de Janeiro, o prefeito Cesário Alvim determinou a criação de um laboratório soroterápico semelhante ao Butantã. A criação do laboratório ficou a cargo do Barão de Pedro Afonso (1845-1920), médico responsável por produzir pela primeira vez no Brasil a vacina contra a varíola. O Instituto Soroterápico Federal foi inaugurado em 1900. Dois anos depois, Oswaldo Cruz assumiu sua direção em razão de desentendimentos com Pedro Afonso. À frente da Diretoria-Geral de Saúde Pública (DGSP), cargo que assumiu em 1903, Oswaldo Cruz projetou a transformação do Instituto Soroterápico com base no Instituto Pasteur, de Paris. O Congresso não aprovou sua proposta, mas as sobras dos recursos destinados à Diretoria-Geral possibilitaram-lhe o início da redefinição do Instituto (Benchimol, 1990).

Após o sucesso da campanha de saneamento da capital federal e da participação brasileira, em setembro de 1907, no XIV Congresso

Internacional de Higiene e Demografia de Berlim, ocasião em que Oswaldo Cruz recebeu a honraria máxima do evento das mãos da imperatriz da Alemanha, um projeto de lei foi aprovado e sancionado, no fim daquele mesmo ano, pelo então presidente da República, Afonso Pena, criando o Instituto de Patologia Experimental de Manguinhos. O Instituto de Manguinhos tornou-se um centro de pesquisa autossustentável, com autonomia financeira e administrativa, além de polo difusor de conhecimentos científicos originais, pela promoção e pelo desenvolvimento de um programa de ensino, pesquisa e produção de modo articulado. Conforme observa Nancy Stepan (1976), a criação do Instituto Manguinhos representou um ponto de ruptura na história das práticas científicas brasileiras, constituindo importante exemplo de soluções para os problemas resultantes da criação de capacidades independentes e relativamente autônomas na ciência. Seu sucesso, segundo Stepan, deveu-se à criação de um sistema interligado envolvendo ciência básica e aplicada; treinamento e emprego de cientistas; e, por fim, produção e consumo de conhecimentos científicos dentro do Brasil. A chave, portanto, para a ciência produtiva e bem-sucedida no mundo industrial estaria, em sua perspectiva, na criação de um sistema de pesquisa científica, sustentado por um fluxo de ideias e informações vinculadas a um fim básico de aplicação (Stepan, 1976).

Antes, contudo, de analisarmos as principais epidemias ocorridas no Brasil durante o século XX, vamos examinar as interpretações que Jean Delumeau e Charles Rosenberg fizeram a respeito desses fenômenos.

## (4.2)
## Atos de uma epidemia

Jean Delumeau (2009) compara as epidemias com ataques instantâneos que não distinguem credo, cor, raça ou condição social – muito embora suas conclusões apontem o contrário, em consonância com a opinião médica de outrora (séculos XVII e XVIII), que encarava a pobreza como predisposição essencial para se contrair doenças, como a peste bubônica.

Rosenberg (1992), por sua vez, mostra que as explicações etiológicas do cólera, no século XIX, estavam pautadas em visões ideológicas que imputavam aos pobres e marginalizados a condição de vítimas inevitáveis das doenças pestilenciais. O autor também constata que medidas profiláticas, como quarentena e desinfecções, foram aplicadas principalmente a esse grupo social.

Delumeau (2009) distingue três tipos de explicação para as epidemias. A primeira delas, a dos eruditos, atribuía a culpa pela crise à corrupção do ar – o ar viciado seria o resultado de emanações pútridas e fenômenos celestes. A segunda explicação era a dos leigos, da multidão anônima, segundo a qual "semeadores de contágio espalhavam voluntariamente a doença" (Delumeau, 2009, p. 201). Por fim, à opinião dos leigos se juntava a da Igreja Católica, para a qual a catástrofe nada mais era do que a consequência da ira de um deus encolerizado, que precisava ser "tranquilizado" por meio de procissões religiosas.

A primeira atitude das autoridades, quando confrontadas com esses flagelos, era a recusa em reconhecer sua manifestação. Justificavam tal atitude com os seguintes argumentos: evitar a desestruturação psíquica e emocional da população e, talvez o mais importante, uma crise econômica.

Sacrifícios humanos, realizados por antigas civilizações para aplacar a ira dos deuses que enviavam epidemias como forma de punição, reproduziram-se de modo inconsciente no corpo social durante as epidemias modernas. As vítimas, nesses casos, costumavam ser estrangeiros, viajantes, marginais, judeus ou leprosos (Delumeau, 2009). É possível verificar esse comportamento entre os grupos afrodescendentes do Recife, durante o século XIX, cuja desconfiança os levou a crer que o cólera fosse fruto de uma trama engendrada por homens brancos, à surdina, com o intuito de prejudicá-los. Os médicos também eram vistos como cúmplices do processo (Chalhoub, 1996). Atitudes semelhantes foram tomadas por habitantes de cidades europeias vitimadas pelo cólera nesse mesmo período (século XIX): para os pobres, a doença era uma maquinação dos ricos com o objetivo de eliminar as classes consideradas perigosas (Rosenberg, 1992).

Rosenberg (1992), ao analisar a epidemia como fenômeno social cujas formas assumiriam dimensões dramatúrgicas, situa os comportamentos e as atitudes, por ela suscitados, em um modelo determinista e fatalista, semelhante ao proposto por Delumeau (2009), mas com sequência de atos um pouco diferente.

A primeira reação observada seria também a demora em reconhecer a doença, por força de interesses econômicos, institucionais e sociais. A aceitação pública do flagelo ocorria somente quando ela fosse inevitável.

O próximo passo era, então, criar um quadro explicativo, a partir de um acordo coletivo, capaz tanto de formular um sentido ao mal quanto de fornecer meios para combatê-lo. Embora esse quadro explicativo pudesse ter raízes em questões transcendentais, ou seja, nas relações entre seres humanos e deuses, isso não significa que justificativas laicas não fossem invocadas. Rosenberg (1992) observa que a busca por explicações significava uma chama de esperança para o controle da doença.

O terceiro ato dizia respeito às ações públicas desenvolvidas em reação aos surtos epidêmicos. Esses acontecimentos traumáticos demandavam respostas imediatas, precisas e generalizadas, por conta de pressões morais e políticas exercidas pela sociedade afetada. Na visão de Rosenberg (1992), medidas de combate às epidemias constituiriam rituais coletivos integrados a elementos cognitivos e emocionais, como religião e explicações etiológicas racionais.

O último ato tem relação com o declínio da epidemia e com a reflexão a respeito dos fatos ocorridos. A rigor, essa fase traz à tona as marcas, muitas vezes indeléveis, que a doença imprimiu na comunidade afligida. O aspecto mais importante desse processo diria respeito aos modos pelos quais a comunidade absorve o acontecimento, formula interpretações sobre ele e retira, dessas experiências, ensinamentos valiosos para o futuro.

Conforme a metáfora de Rosenberg (1992), da mesma forma que um dramaturgo escolhe seu tema e organiza sua trama, uma sociedade constrói as próprias respostas às epidemias. Por outro lado, o exame desses desenlaces traumáticos propicia revelações muito importantes ao historiador a respeito de padrões fundamentais relativos a valores sociais e a práticas políticas, econômicas e institucionais, além de estimular o avanço das políticas de saúde pública.

## (4.3)
## Principais epidemias do Brasil republicano

No Brasil da Primeira República, a principal cirurgia urbanística ocorrida no país foi promovida pelo prefeito do Rio de Janeiro, Francisco

Pereira Passos (1836-1913), que se inspirou nos trabalhos desenvolvidos em Paris por George-Eugène Haussmann (1809-1891). Pereira Passos iniciou uma série de reformas que ficaram conhecidas como *bota abaixo*, as quais consistiram na demolição de cortiços, no alargamento de ruas, na abertura de largas avenidas, na criação de jardins e na construção de modernos edifícios. Todas essas ações estavam relacionadas, diretamente, com os pressupostos higiênicos ditados pela medicina da época. Sonia Hilf Schulz (2006) sugere que os projetos de renovação urbana do início do século XX não visavam apenas melhorar a circulação no interior das cidades, mas também higienizar o espaço reformado. A erradicação das principais doenças epidêmicas (febre amarela, peste bubônica e varíola), ponto crucial do projeto de modernização do Rio de Janeiro, foi conduzida pelo sanitarista Oswaldo Cruz[1], que enfrentou uma das mais importantes revoltas populares, descrita e analisada pela historiografia brasileira, que ficou conhecida como Revolta da Vacina.

Contudo, antes de analisarmos essa revolta, vejamos como Oswaldo Cruz enfrentou as epidemias de febre amarela e peste bubônica, na tentativa de tornar o Rio de Janeiro uma capital moderna e salubre.

### 4.3.1 Febre amarela

Na última década do século XIX, violentas epidemias de varíola e de febre amarela fustigaram a cidade do Rio de Janeiro, que presenciou, ainda, o agravamento dos problemas de abastecimento de água e de saneamento. Os índices de mortalidade elevaram-se drasticamente. Por outro lado, o enorme fluxo imigratório pressionava o

1 *Sobre a construção do mito em torno da pessoa de Oswaldo Cruz, ver: Britto, 2006.*

crescimento populacional. A cidade não tinha estrutura para acompanhar essa expansão, que ocorria de maneira desordenada e, muitas vezes, improvisada. Sua remodelação ocorreu somente na gestão do presidente da República Rodrigues Alves (1902-1906). Durante seu governo, o país vivenciou uma conjuntura econômica favorável, em função da recuperação dos preços do café no mercado internacional e do ajuste financeiro promovido por seu antecessor, Campos Sales, o que conferiu credibilidade ao Brasil e permitiu a Rodrigues Alves a aquisição de novos empréstimos, necessários ao financiamento da modernização do Rio de Janeiro. O projeto tinha duas frentes: a reforma urbana e o saneamento. O engenheiro Francisco Pereira Passos, que chegou a se tornar prefeito, ficou responsável pela primeira delas, ao passo que Oswaldo Cruz, diretor-geral da Saúde Pública, assumiu a segunda responsabilidade.

No Brasil, essas doenças malignas, sobretudo a febre amarela, problema medular da saúde pública nacional, afligiam de modo indiscriminado a população. Tais moléstias ameaçaram, inclusive, os projetos de imigração estrangeira, isso sem contar os severos prejuízos causados ao comércio exterior em decorrência das quarentenas que eram impostas aos navios. A solução desses entraves e a consequente viabilização de um processo de modernização da capital federal tornaram-se exequíveis a partir do momento em que um novo paradigma e um novo modelo institucional científico passaram a ser difundidos no país. Dessa forma, é possível entender que a criação de centros de pesquisa, como o Instituto Oswaldo Cruz, a institucionalização da medicina tropical e, em especial, a comprovação da teoria culicidiana de Finlay (transmissão da febre amarela por mosquitos) fundaram as bases para uma nova era da saúde pública no Brasil.

De acordo com Mariola Espinosa (2009), a teoria dos germes significou um novo ponto de vista sobre o entendimento do modo de transmissão da febre amarela. Em vez da geração espontânea de eflúvios miasmáticos, a comunicação da enfermidade entre um indivíduo doente e um indivíduo são passou a ser explicada a partir do contato com fômites infectados por vômitos e excrementos de amarelentos. Essa noção de contágio foi contestada pelo médico cubano Carlos J. Finlay (1833-1915), que integrou o Conselho de Saúde Nacional dos Estados Unidos, criado para investigar as causas da febre amarela em Havana, no ano de 1879. Para Finlay, a febre amarela era transmitida pelo mosquito *Stegomyia fasciata*, mas, naquele momento, ele não conseguiu comprovar sua hipótese e convencer seus pares. Somente em 1900, quando a Comissão Reed desembarcou em Cuba, a hipótese de Finlay foi confirmada.

Como vimos, as descobertas da Comissão, comprovadas em São Paulo por Adolfo Lutz e Emílio Ribas, pavimentaram o caminho para a campanha de 1903 contra a febre amarela, no Rio de Janeiro, liderada por Oswaldo Cruz.

Entre os principais desafios enfrentados por Oswaldo Cruz na tentativa de erradicar a febre amarela, no Rio de Janeiro, destacam-se o convencimento da população acerca da necessidade de extermínio dos focos de mosquitos e a oposição de determinados médicos, que duvidavam da eficácia do método centrado no controle dos vetores. Um dos principais argumentos contra as ações de Oswaldo Cruz era a ameaça à liberdade das pessoas submetidas às políticas públicas de saneamento da então capital federal. A cidade foi dividida em dez distritos sanitários, cada um deles com um delegado de saúde, um médico-demógrafo, inspetores sanitários, médicos e acadêmicos de medicina. Cabia aos inspetores, entre outras funções, o recebimento de notificações de doenças, a entrega de intimações e multas e a interdição ou o fechamento de estabelecimentos e moradias (Costa, 1986).

Oswaldo Cruz propugnava que a campanha sanitária federal deveria ser articulada com o Poder Judiciário, a fim de que as medidas de saneamento fossem cumpridas, e os refratários, punidos energicamente. Com viés draconiano, o diretor-geral de Saúde Pública organizou suas brigadas de mata-mosquitos com características paramilitares. As medidas adotadas contra a epidemia de febre amarela foram rigorosas. Cortiços foram demolidos e moradores foram obrigados a adequar suas habitações aos parâmetros higiênicos exigidos pelas autoridades sanitárias. Caixas e depósitos de água precisaram ser protegidos. Latas, garrafas, vidros e tudo o que pudesse servir de reservatório de água para a disseminação do mosquito foi removido. Calhas, telhas, vasos, urnas e demais objetos passaram por um processo sistemático de limpeza e de reparação. Foram despejados querosene e creolina em ralos de esgoto, valas e tinas de lavagem. Pântanos foram aterrados, e cursos d'água, regularizados. Os infectados pela febre amarela foram obrigados a permanecer isolados em um cômodo específico da casa onde viviam. Familiares e demais pessoas que tivessem contato com o doente deveriam submeter-se a uma vigilância estatal (Costa, 1986).

O combate à febre amarela durou de maio a dezembro de 1903, e as ações ficaram concentradas na região central do Rio de Janeiro, onde a circulação de imigrantes era mais intensa e, portanto, os casos da doença eram maiores. Após o controle da epidemia de febre amarela, Oswaldo Cruz iniciou nova campanha, dessa vez, contra a peste bubônica.

### 4.3.2 Peste bubônica

A doença hoje conhecida como *peste bubônica aflige* as populações humanas desde a Antiguidade. A formação de um imaginário social específico com relação à enfermidade decorreu das epidemias deflagradas durante o Medievo, principalmente com a "Grande Peste", ou "Peste Negra", que assolou a Europa entre os anos de 1347 e 1351, dizimando em torno de um terço da população daquele continente. À época, inúmeras explicações foram dadas na tentativa de compreender o mal. Há relatos que atribuem a causa da doença aos judeus ou aos pobres mutilados. Alguns médicos afirmavam que a influência dos astros havia modificado o ar e atuado sobre os humores do corpo humano. As recomendações preventivas e terapêuticas iam desde a fuga até a purificação do ar com fogo e as famosas sangrias. A mazela produzia inchações com pus debaixo dos braços e em torno da virilha. Essas inchações ficaram conhecidas como bubões, os quais eram perfurados pelos médicos na tentativa de aliviar a dor causada pela enfermidade. Após séculos de intensos flagelos epidêmicos, o bacilo da peste foi identificado em Hong Kong, no ano de 1894, pelos médicos e bacteriologistas Alexandre Emile Jean Yersin (1863-1943) e Shibasaburo Kitasato (1853-1931). A vacina foi desenvolvida em 1896, pelo russo Waldemar Haffkine (1860-1930), e o soro antipestoso foi criado pelo próprio Alexandre Yersin, em 1898. Nesse mesmo ano, Paul-Louis Simond (1858-1947) descobriu que os vetores da peste eram as pulgas de ratos contaminados. Ao picarem, portanto, os seres humanos, as pulgas transmitiam a peste bubônica. Essa descoberta foi muito importante, pois modificou radicalmente as medidas profiláticas contra a enfermidade, passando a orientar as campanhas de saúde pública de inúmeros países, entre eles, o Brasil (Martins, 1997; Cruz, 2021).

A peste bubônica espalhou-se pelo globo terrestre nas últimas décadas do século XIX em razão da intensificação da circulação de pessoas e de mercadorias decorrente dos avanços tecnológicos ocorridos no âmbito dos transportes e das comunicações. No Brasil, a doença chegou em outubro de 1899, na cidade de Santos, e eclodiu novamente no ano seguinte, desta vez, no Rio de Janeiro. As autoridades sanitárias federais ainda pensavam que a moléstia era transmitida pelo contato com pessoas ou objetos contaminados e, por isso, adotaram quarentenas na tentativa de conter a peste. Essa medida foi criticada por determinados grupos sociais em virtude dos prejuízos econômicos causados ao país, já que as quarentenas interrompiam os fluxos de imigrantes e de mercadorias, sobretudo de gêneros alimentícios. A obstrução da circulação plena desses produtos afetava não apenas os lucros de comerciantes, mas também a sobrevivência das populações (Silva, 2015).

Na passagem do ano de 1903 para 1904, nova epidemia de peste grassou no Distrito Federal. Naquele tempo, Oswaldo Cruz já estava na direção da Diretoria-Geral de Saúde Pública, conduzindo as campanhas de erradicação da febre amarela. Com a unificação dos serviços federais e municipais, munido de poderes discricionários e fundamentado nas descobertas de Paul-Louis Simond, Oswaldo Cruz empreendeu a campanha de erradicação da peste mediante o extermínio dos ratos. Assim como no enfrentamento da febre amarela, a ação profilática ficou restrita ao perímetro urbano, especialmente às partes mais pobres do centro da cidade. Os espaços onde a polícia sanitária atuou eram aqueles considerados propícios à proliferação de ratos, ou seja, cortiços, esgotos, armazéns de gêneros alimentícios e lixões (Costa, 1986).

Da mesma forma que a campanha de erradicação da febre amarela, a erradicação da peste bubônica também suscitou forte resistência da população em virtude da invasão dos domicílios, por parte dos agentes sanitários, para exterminar mosquitos e ratos; à demolição de inúmeras habitações coletivas e casas de cômodo; às exigências de asseio e de higiene dos proprietários e moradores; ao isolamento dos doentes; e à vigilância sobre os indivíduos que tiveram contato com os enfermos. Opositores, inclusive deputados, invocavam o dogma liberal da inviolabilidade da propriedade privada e acusavam Oswaldo Cruz de despotismo. Parte da imprensa exigia sua demissão imediata. Alguns jornais, inclusive, incitaram a população a se rebelar contra o que chamavam de "despotismo sanitário". Apesar das ações de saneamento, os casos de peste bubônica no Rio de Janeiro declinaram somente a partir de 1909 (Costa, 1986).

Outra medida que suscitou intensa reação popular foi a campanha de vacinação antivariólica obrigatória. Vejamos, a seguir, algumas das principais interpretações historiográficas a respeito dessa reação que ficou conhecida como *Revolta da Vacina*.

### 4.3.3 Varíola

A historiografia, em geral, confirma a chegada da vacina jenneriana ao Brasil em 1804, mediante iniciativa de Felisberto Caldeira Brant (1772-1842), futuro Marquês de Barbacena. Brant enviara a Lisboa sete crianças cativas e um médico para que este aprendesse lá a técnica de vacinação braço a braço e a difundisse aqui no Brasil. Por incentivo de D. João VI, que mandara vacinar seus filhos, D. Pedro I e D. Miguel, inicialmente, a vacina teve ampla aceitação na Corte. A Junta da Instituição Vacínica seria criada apenas em 1811 (Chalhoub, 1996).

A resistência à vacina antivariólica no Brasil pode ser observada, pelo menos, desde o século XIX. Além de barreiras culturais e religiosas entre os higienistas e a população, havia, naquele tempo, controvérsias científicas e problemas de ordem técnica que dificultavam ainda mais a aceitação da vacina. Muitos acreditavam que ela era ineficaz contra a varíola, alegando que algumas pessoas contraíam bexigas naturalmente, mesmo vacinadas. Outros problemas que aumentavam ainda mais a desconfiança da população com relação à vacina diziam respeito ao método de inoculação braço a braço, que poderia transmitir outras doenças, como a sífilis, além do fato de que a vacina não garantia imunização permanente (Chalhoub, 1996). Dessa forma, pode-se entender que a Revolta da Vacina, ocorrida no Rio de Janeiro em 1904, está inserida em um *continuum*, ou processo histórico mais amplo, de média a longa duração.

Nicolau Sevcenko (1993) faz uma descrição cronológica desse evento em razão da obrigatoriedade da vacinação antivariólica imposta pelo governo. Segundo o autor, a Revolta da Vacina ocorreu em um momento decisivo de transformação da sociedade brasileira, o que permite a visualização de alguns elementos estruturais preponderantes em nosso passado recente e que repercutem até os dias atuais. Esse processo foi acompanhado por crises traumáticas, que apresentaram como corolário o sacrifício das classes populares. O argumento principal de Sevcenko (1993) é o de que os opositores não eram contra a vacina, em si, mas contra suas condições de aplicação e, acima de tudo, contra o caráter compulsório da lei. Para o autor, a Revolta não visava ao poder, mas era somente uma convulsão de dor das classes populares, causada pelas agruras da história.

Outro historiador que analisa a Revolta da Vacina é José Murilo de Carvalho (1987). Ele argumenta que essa foi a revolta fragmentada de uma sociedade igualmente fragmentada e que a justificativa moral foi a responsável pelos acontecimentos de 1904. Carvalho (1987) constrói sua tese de acordo com o seguinte argumento: as elites dominantes valorizavam os princípios da liberdade individual e de um governo não intervencionista, retórica essa que chegou a atingir setores da classe operária. Para o povo, a violação da propriedade privada e a maneira pela qual os agentes de saúde tratavam as mulheres significava uma ignomínia, um ataque direto à honra do chefe da família. Na perspectiva de Carvalho (1987), essa fusão de valores liberais e morais, tanto burgueses quanto populares, desencadeou a resistência à vacinação compulsória.

O historiador Sidney Chalhoub, por sua vez, impugnou as teses de Sevcenko e de Carvalho, as quais, em sua opinião seriam generalizantes. Segundo Chalhoub (1996), a preocupação da historiografia recente com relação à Revolta da Vacina procura entender a motivação de seus participantes revoltosos. Essa perspectiva visa corrigir interpretações anteriores que colocavam as ações dos revoltosos como "coisas de bandidos, desordeiros" ou, então, como objeto de manobra de manipulações políticas oportunistas ou, ainda, como o sintoma de uma população ignorante que não compreendia os benefícios da "civilização". Para ele, até o momento, os estudiosos têm resolvido o problema de modo simples, com a conclusão de que a vacina tinha sido um simples pretexto para uma revolta que tinha outros motivos mais relevantes. Para compreender a Revolta da Vacina, sua proposta, então, é investigar a questão da história do serviço de vacinação antivariólica. Dessa forma, a narrativa de Chalhoub vai se centrando, aos poucos, no problema da experiência dos habitantes do Rio de Janeiro com o serviço de vacinação, a fim de situar, assim, na longa duração, a tradição de desconfiança dos populares com relação à vacina e às práticas da medicina oficial, em geral.

Chalhoub (1996) afirma que a resistência à vacina foi uma questão cultural. Ele argumenta ser complicado prosseguir na investigação das atitudes da população da Corte quanto à vacina sem levar em consideração as concepções afro-brasileiras sobre cura e doença.

Como vimos, os negros de Recife, por exemplo, desconfiavam de que o cólera era um sortilégio de brancos para atingi-los. Esse é um ponto importante para entender a tese de Chalhoub. Também precisamos atentar para o seguinte: essa questão de os negros acreditarem que determinadas doenças eram usadas pelos senhores com o objetivo de prejudicá-los está inserida em um universo cultural específico. Para o negro, a doença poderia ser causada por feitiços, ou seja, pelo poder de feiticeiros que conseguiam manipular as forças nefastas do universo. Os doutores daquela época, segundo Chalhoub (1996), eram incapazes de compreender essa questão.

Outro aspecto relevante da crença afro-brasileira era a etiologia sobrenatural e o controle dual, ou seja, o orixá responsável pela doença também seria responsável pela cura. Os negros da África Ocidental cultuavam o vodu Sagbata, orixá associado à epidemia da varíola. No final do século XIX, ocorreu uma grande migração de negros da Bahia para o Rio de Janeiro, os quais levaram consigo seus santos, entre eles, Omolu, também associado à varíola. O candomblé passou, assim, a ser praticado, sobretudo nos locais onde predominavam as habitações populares, ou cortiços (Chalhoub, 1996).

Para acabar com as práticas alternativas de cura, o governo estabeleceu, a partir de 1880, uma série com três principais diretivas. A primeira delas consistia em eliminar os cortiços, pois as autoridades estavam convencidas de que esses locais eram os principais focos de tais práticas, em especial, daquelas relacionadas ao candomblé. A segunda seria o estabelecimento da vacinação domiciliar, e a terceira, a introdução da vacina animal no Brasil, o que resolveria o problema da degeneração da linfa.

Além do fato de a Revolta da Vacina ter ocorrido em virtude da vacinação antivariólica, a varíola também esteve no centro das lutas sociais em torno da interpretação das doenças e das práticas de cura.

Os higienistas passaram a intensificar o cerco aos curandeiros e a contribuir para o desmantelamento da sociedade senhorial: instauraram a vacinação domiciliar e deixaram de recorrer a pais, tutores, amos e senhores. Contudo, com a queda dos "senhores", veio a diligência policial, e os ex-escravos passaram a ser considerados "classe perigosa" (Chalhoub, 1996).

Nas próximas seções, abordaremos outras doenças que atingiram proporções epidêmicas no Brasil durante o século XX e impuseram desafios significativos às políticas de saúde pública nacional.

### 4.3.4 Gripe espanhola

A gripe de 1918, também conhecida como *gripe espanhola*, atingiu proporções pandêmicas, isto é, espalhou-se por quase todo o globo terrestre. A doença foi causada pelo vírus *Influenza* (descoberto em 1933 por um grupo de cientistas britânicos), que tem RNA (ácido ribonucleico) como material genético e pertence à família *Orthomyxoviridae*. Os primeiros surtos da gripe que atingiram os Estados Unidos e a Europa foram ignorados pela imprensa e por clínicos militares. Acredita-se que essa indiferença tenha sido proposital, uma vez que as potências envolvidas na Primeira Guerra Mundial não queriam abalar os ânimos de suas tropas. As notícias sobre a doença circulavam livremente somente nos jornais da Espanha, que se manteve neutra no conflito. Isso criou a falsa impressão de que os surtos haviam se originado naquele país, o que fez com que a gripe ficasse conhecida como *gripe espanhola* (Bertolli Filho, 2003).

A censura realizada aos meios de comunicação da época impossibilita traçar com exatidão a origem geográfica dos focos iniciais da pandemia de 1918. Antes de chegar ao continente europeu, acredita-se que a doença se manifestara nos Estados Unidos e na China.

Ao fim do mês de julho de 1918, a gripe chegou a ser considerada extinta. Ao final de agosto, no entanto, uma nova onda de casos varreu o globo terrestre, dessa vez, com altas taxas de infectividade e virulência. Na primeira onda, a taxa de letalidade foi de 1 óbito para cada 10 mil infectados; durante a segunda onda, esse número subiu para 300. Cerca de 50% das vítimas fatais na Europa e nos Estados Unidos tinham entre 20 e 35 anos de idade. As manifestações da doença ocorreram principalmente nos meios urbanos, onde a infecção permanecia ativa por cerca de seis semanas. Estima-se que 600 milhões de pessoas foram infectadas em todo o planeta, das quais 20 milhões faleceram (Bertolli Filho, 2003).

É provável que a gripe tenha chegado ao Brasil no final da primeira quinzena de setembro de 1918, por meio do vapor inglês *Demerara*, que fez escalas, respectivamente, em Recife, em Salvador e no Rio de Janeiro. Até o final daquele mês, a doença já tinha se espalhado por todo o país, vitimando, em especial, grande parte da população indígena. Tribos isoladas na Floresta Amazônica não foram poupadas (Bertolli Filho, 2003).

O desconhecimento do agente causal da gripe influenciou diretamente as políticas públicas de combate ao flagelo, sobretudo as diversas terapêuticas adotadas e recomendadas, tanto pelo saber médico oficial da época quanto pelos saberes e terapeutas populares. Os médicos brasileiros sabiam que a patologia era causada por um micróbio específico, mas sua identidade ainda era uma incógnita. Alguns médicos acreditavam que o agente causal era o bacilo de Pfeiffer, mas não havia nenhum consenso quanto a essa hipótese na comunidade médica internacional. Diante disso, os esforços foram direcionados à descrição dos traços característicos da enfermidade, com o objetivo de delinear seu quadro sintomático evolutivo. O primeiro quadro era descrito como benigno; o segundo, mais grave, caracterizava-se pela pneumonia ou broncopneumonia. Em geral, pacientes que evoluíssem para o segundo estágio tinham como prognóstico o óbito. Entre outros, os sintomas que fundamentavam o diagnóstico médico eram os seguintes: temperatura elevada; prostração; urina escura; língua branca; olhos brilhantes; dores de cabeça e no corpo; e catarro nasal traqueobrônquico. No que diz respeito à terapêutica, eram prescritas, pela medicina oficial, cerca de 36 substâncias distintas. Os jornais da época divulgavam remédios que prometiam milagres. As indicações eram tão amplas que iam desde o uso de cebola e alho até a eletroterapia e as perigosas soluções mercuriais (Bertolli Filho, 2003).

Em São Paulo, durante os primeiros dias da Gripe, o cotidiano da cidade não foi alterado. Apesar das recomendações do Serviço Sanitário de fechar escolas e estabelecimentos comerciais, bares, teatros, cinemas, casas noturnas, indústrias e comércios continuavam abertos. Nesses primeiros dias, a situação de São Paulo contrastava com a realidade vivida pela população do Rio de Janeiro, onde o flagelo grassava com intensidade. No início, acreditava-se que as condições climáticas, a topografia e o progresso material e sanitário de São Paulo tornavam a moléstia benigna, ao contrário do Distrito Federal, onde o clima abrasador e a miséria urbana tornavam a gripe uma doença fatal. Todavia, após o quinto dia, os casos de *Influenza* aumentaram drasticamente, o que obrigou o município de São Paulo a fechar escolas, fábricas, lojas, escritórios, bares, teatros e cinemas. As partidas de futebol também foram suspensas. Em novembro de 1918, a epidemia atingiu proporções devastadoras. O centro de São Paulo ficou deserto; circulavam apenas viaturas e caminhões carregados com cadáveres, em direção aos cemitérios. Em regiões, como no Distrito da Consolação e na Avenida Paulista, foram realizados abaixo-assinados que pediam o estabelecimento de um serviço de ciclistas para a entrega a domicílio de alimentos, remédios e correspondências. Os moradores dessas regiões reclamavam, ainda, da paralisação dos serviços públicos, como transporte e limpeza de ruas. Nos bairros operários, a preocupação com a ausência desses serviços só não foi maior que o temor da fome e da morte. Com a interrupção da circulação de bens, mercadorias e transportes e o fechamento de indústrias e comércio, muitos trabalhadores encontraram dificuldade para obter alimentos e remédios. Quando havia disponibilidade, os preços eram superfaturados. Na sanha doentia de obter lucros com a epidemia, farmacêuticos e mercadores aumentavam o valor dos medicamentos e alimentos, dificultando ainda mais a sobrevivência das classes pobres (Bertolli Filho, 2003).

A gripe declinou definitivamente na cidade de São Paulo somente em março de 1919. Estima-se que a enfermidade ceifou a vida de 1% de toda a população paulistana em 1918, que, naquele tempo, totalizava cerca de 524 mil pessoas. A despeito da ideia de que a *Influenza* foi uma doença "democrática", os dados estatísticos revelam que a mortalidade foi superior entre os grupos sociais que integravam os estratos mais inferiores daquela sociedade (Bertolli Filho, 2003).

Na cidade do Rio de Janeiro, a gripe também assumiu contornos dramáticos. Teatros, cinemas, escolas e estabelecimentos comerciais foram fechados. Os fluxos urbanos foram quase totalmente interrompidos. Em 15 de outubro de 1918, a situação era tão devastadora que a imprensa local anunciava, nos periódicos, a transformação da urbe em um imenso hospital. Apesar disso, a assistência sanitária sofria com a falta de médicos, enfermeiros e remédios. Assim como em São Paulo, os pobres foram os mais afetados pela epidemia no então Distrito Federal. Algumas medidas foram tomadas para tentar mitigar o sofrimento dessas pessoas. Uma espécie de comissariado da alimentação pública chegou a ser criado para tentar impedir o aumento abusivo dos preços dos gêneros alimentícios. Tal medida, contudo, não impediu o agravamento da crise de abastecimento, pois havia falta não só de alimentos, mas também de medicamentos. Desesperada, a população começou a saquear quitandas e depósitos de alimentos. O fechamento das fábricas dificultou ainda mais a luta pela sobrevivência dos operários, principalmente daqueles que viviam nas regiões entre o Engenho de Dentro e Realengo, localidades precárias em variados âmbitos, principalmente no aspecto sanitário. Por um lado, o governo passou a distribuir sopas em determinados pontos da cidade na tentativa de minimizar a crise alimentar. Por outro, mandou censurar a imprensa, proibindo a publicação de casos fatais causados pela gripe e de críticas à atuação da Diretoria-Geral de Saúde Pública. A censura foi imposta porque os jornais noticiavam a incapacidade das instituições de saúde pública de fornecer respostas eficazes, rápidas e generalizadas à epidemia (Costa, 1986).

Nos últimos dias de outubro de 1918, a taxa de mortalidade ultrapassou o número de 500 óbitos por dia. Em dois meses, morreram mais de 12 mil pessoas. Faltavam coveiros para enterrar as vítimas, o que levou as forças policiais a obrigar indivíduos a realizar esse serviço. Somente a partir do dia 7 de novembro, o flagelo epidêmico começaria a declinar (Costa, 1986). Aos poucos, a cidade do Rio de Janeiro foi retomando a normalidade e ordenando a circulação e os fluxos cruciais para a manutenção da economia e da população.

Outra doença causada por vírus e que assumiu contornos epidêmicos no Brasil e no mundo foi a Aids. Examinaremos, na próxima seção, a forma como essa enfermidade foi diagnosticada pela primeira vez e as consequências sociais e culturais decorrentes de sua expansão.

### 4.3.5 HIV/Aids

Na acepção original da palavra, *vírus* significa "veneno". Mesmo após o desenvolvimento de vacinas para doenças, como a varíola e a raiva, a explicação etiológica dessas enfermidades continuou a ser atribuída a um microrganismo desconhecido. O termo *vírus filtrável* surgiu a partir das pesquisas dos bacteriologistas Dmitri Iosifovich Ivanovski (1864-1920) e Martinus Willem Beijerinck (1851-1931) sobre o mosaico do tabaco. Empregando os postulados de Koch, os pesquisadores não conseguiram identificar o agente infeccioso da doença, o que só foi possível quando eles resolveram utilizar os filtros de porcelana criados por Charles Chamberland (1851-1908), em 1884 (Lara, 2020).

A criação do microscópio eletrônico, em 1931, permitiu um avanço significativo nos estudos morfológicos dessas entidades patogênicas (vírus), possibilitando, inclusive, a observação de muitas delas que ainda não haviam sido descobertas. Além do microscópio eletrônico, é importante destacar a invenção da ultracentrífuga, da cromatografia, da eletroforese e da difração de raios X. Entre as décadas de 1950 e 1960, as técnicas de cristalografia (estudo da estrutura dos materiais em nível atômico) foram aperfeiçoadas, e a elaboração do método de coloração negativa permitiu aos cientistas visualizar as subunidades dos capsídeos dos vírus. O foco do debate passou então da definição dos vírus para a classificação dessas entidades, em termos taxonômicos. A definição moderna (atual) de vírus só foi possível de ser estabelecida mediante a criação dessas novas técnicas e tecnologias, em conjunto com a contribuição de diferentes áreas científicas (Lara, 2020).

A Aids foi observada clinicamente pela primeira vez nos Estados Unidos, em 1981. Seu agente etiológico, o vírus da imunodeficiência humana, pertencente à família *Retroviridae* e ao gênero *Lentivirus*, seria identificado dois anos mais tarde, em 1983, por Luc Montagnier, do Instituto Pasteur, de Paris, e por Robert Gallo, do *National Cancer Institute*. Em 1986, a Comissão Internacional de Nomenclatura de Virologia passou a designar o vírus, de modo universal, como HIV (Nascimento, 1997).

No início, a doença causou grande aflição e perplexidade em razão do desconhecimento de sua causa e de seus mecanismos de transmissão. A enfermidade foi associada aos homens homossexuais, maior grupo infectado no início da epidemia, o que acabou gerando sérios estigmas e preconceitos, com impactos drásticos na vida desses indivíduos. Depois, foram constatados outros grupos de risco, como os usuários de drogas injetáveis e os hemofílicos. Observações clínicas e epidemiológicas indicaram e corroboraram que o vírus é transmitido pelas vias sexual e sanguínea e pela amamentação, afetando o sistema imunológico, ou seja, as células de defesa. As disfunções da resposta imune do organismo humano, causadas pelo HIV, permitem a instalação de doenças oportunistas, que podem evoluir para formas graves. Quando isso ocorre, a pessoa infectada pelo HIV desenvolve a Aids. Ainda não há uma vacina para o HIV, e o tratamento consiste na prescrição de antirretrovirais, os quais mantêm a carga viral baixa no organismo dos infectados, impedindo que estes desenvolvam a Aids (Nascimento, 1997).

Os primeiros casos surgiram no Brasil no início da década de 1980, em uma conjuntura marcada pela redemocratização e pela instauração de nova Constituição, conhecida como *Constituição Cidadã*, que previa, entre outras questões, o direito de todos à saúde pública. Apesar dos esforços da comunidade científica, a Aids se espalhou exponencialmente. Em 1982, apenas sete brasileiros haviam sido infectados pelo HIV; em 1990, esse número subiu para 12.405.

No mundo, os casos saltaram de 408, em 1982, para 12.174, no final do ano de 1984. Diante desse crescimento do número de casos e da inexistência de uma vacina eficaz, o foco sobre o controle do vírus e da doença passou a ser a ação preventiva, isto é, a prevenção do contágio (Nascimento, 1997).

Embora a Constituição de 1988 tenha representado avanços na democratização do acesso aos serviços de saúde pública, foi somente com a pressão de grupos sociais articulados e de organizações não governamentais que o governo federal tornou obrigatória a realização de testes antiaids nas triagens de sangue, em janeiro de 1988. Nesse mesmo ano, o Ministério da Saúde criou um programa nacional com o objetivo de diminuir a mortalidade causada por doenças sexualmente transmissíveis e de melhorar a qualidade de vida das pessoas com HIV. A estratégia da campanha foi fundamentada na disseminação de informações sobre a doença e no incentivo do uso de preservativos. Essas informações, entretanto, eram pouco esclarecedoras, e a campanha, de caráter agressivo, ajudou a espalhar ainda mais preconceitos com relação aos doentes. Com a constatação do aumento de casos entre os hemofílicos, uma forte pressão social exigiu que o governo assumisse, de modo claro e estrutural, o combate à Aids. Assim, na década de 1990, as campanhas foram reformuladas: deixaram de ser genéricas e passaram a levar em consideração as diferenças étnicas, econômicas e culturais dos indivíduos infectados pelo vírus (Nascimento, 1997).

Segundo Parker (1997), a história da Aids no Brasil pode ser dividida em quatro fases. A primeira delas começou entre 1981 e 1982, quando surgiram os primeiros casos. Esse momento foi caracterizado pela negação da doença e pela omissão por parte do governo. Além do pânico e do medo diante de um mal até então desconhecido, criaram-se estigmas com relação aos infectados, vítimas também da discriminação e do preconceito que surgiram na época. A segunda fase iniciou-se em 1986 e durou até o início do ano de 1990. Durante esse período, surgiram programas estaduais e municipais de combate à doença. Pressões sociais fizeram com que o governo agisse e passasse a promover campanhas de conscientização e de esclarecimento. A terceira fase ocorreu entre 1990 e 1992 e foi marcada pelo antagonismo entre o Programa Nacional da Aids (PNA) e os demais setores e grupos envolvidos na luta contra a doença. A última fase, iniciada em 1992, estende-se até os dias atuais, quando o PNA foi reorganizado no Ministério da Saúde e as políticas de controle da epidemia foram efetivadas.

O estado de São Paulo, onde surgiram os primeiros casos da doença, tornou-se referência para os programas de combate à Aids de outros estados brasileiros. Esses programas, contudo, não foram simétricos e dependeram dos recursos disponíveis em cada federação. Apesar disso, os discursos e as diretrizes que orientavam esses programas estavam em sintonia com os referenciais políticos e éticos do pensamento social da saúde. O resultado dessa articulação pôde ser visto no ano de 1985, quando o Ministério da Saúde reconheceu a epidemia como um problema grave de saúde pública e criou, em maio daquele mesmo ano, o Programa Nacional da Aids (PNA), estabelecendo as primeiras diretrizes e normas para o enfrentamento do HIV. O PNA consolidou-se com a promulgação da Constituição de 1988 e a aprovação do Sistema Único de Saúde (SUS). Durante esse processo, a atuação das organizações não governamentais foi importante para o debate e para as discussões das políticas de prevenção, de controle e de tratamento da enfermidade (Marques, 2002).

Entre os anos de 1990 e 1992, durante o governo Collor, as políticas de saúde pública voltadas para o combate à Aids sofreram retrocessos, como a desarticulação entre os programas estaduais e as organizações não governamentais (ONGs), o que afetou o próprio Programa Nacional. Por outro lado, foi nesse período que o governo federal autorizou a distribuição gratuita de medicamentos aos portadores de HIV. A partir de 1993, contudo, o cenário de enfrentamento à Aids sofreu nova reviravolta, desta vez, com mudanças positivas: foram restabelecidas as articulações entre os programas federais, estaduais e as ONGs; por sua vez, os acordos internacionais firmados com o Banco Mundial possibilitaram a ampliação de recursos para as ações programáticas de combate à epidemia (Marques, 2002).

Quando de seu surgimento nos Estados Unidos, em 1980, acreditava-se que a Aids fosse uma doença que afetasse determinados grupos de risco, como homens homossexuais e usuários de drogas injetáveis. Com a constatação de outras formas de transmissão, além da via sexual e do compartilhamento de seringas (por exemplo, pela transfusão de sangue, pela amamentação materna e pela transmissão congênita – situação em que a criança já nasce contaminada), a noção de grupo de risco deixou de fazer sentido. Qualquer pessoa pode contrair o vírus se não tomar determinadas precauções. Em virtude disso, já não se fala mais, atualmente, em grupo de risco, mas em comportamento de risco.

Apesar da diminuição do número de casos, nos últimos anos, a epidemia ainda segue seu curso. No Brasil, a taxa de detecção da Aids passou de 21,9/100 mil habitantes, em 2012, para 17,8/100 mil habitantes, em 2019, o que representa, portanto, um decréscimo de 18,7%. De 1980 a junho de 2020, foram detectados 1.011.667 novos casos de Aids no país (Brasil, 2020).

Após a breve apresentação desse quadro sobre algumas das principais epidemias ocorridas no Brasil no século XX, investigaremos, na próxima seção, a organização sanitária do Brasil durante o primeiro governo Vargas.

## (4.4)
## Saúde pública no primeiro governo Vargas

Durante o primeiro governo de Getúlio Vargas (1882-1954), que se estendeu de 1930 até 1945, as políticas de saúde pública não sofreram rupturas drásticas em relação à Primeira República. As ações de saúde de seu governo tiveram como foco principal o trabalhador urbano. A classe trabalhadora tornou-se uma importante força política e social no decorrer das primeiras décadas do século XX. Em 1923, a criação das Caixas de Aposentadoria e Pensões (CAPs) configuraram a primeira tentativa de formação de um sistema previdenciário para alguns grupos de trabalhadores. Percebendo a força política dessa classe, Getúlio buscou seu apoio e, após assumir o poder em 1930, transformou o sistema de previdência social em uma das políticas-chave de seu governo. O Ministério do Trabalho, Indústria e Comércio (MTIC), criado em 1930, absorveu esse sistema previdenciário e passou a fornecer serviços de assistência médica individualizada aos trabalhadores associados, mediante os Institutos de Aposentadoria e Pensões (IAPs) (Hochman, 2001).

Apesar dos aspectos que configuram certa permanência das ações sanitárias entre os dois períodos, é possível observar uma descontinuidade no que diz respeito ao uso simbólico da saúde. Os sanitaristas da Primeira República enxergavam a questão sanitária como um elemento fundamental da ideologia de construção da nação e do processo de integração dos sertões brasileiros à civilização[2]. Com a ascensão de Getúlio Vargas ao poder, esse ideal perdeu espaço para um novo projeto de integração nacional e de valorização do trabalho

2 *A respeito do saneamento dos sertões brasileiros na Primeira República, ver: Lima, 1999.*

e do operariado urbano. Por outro lado, o combate às endemias rurais, tema central dos sanitaristas da Primeira República, foi mantido durante o primeiro período varguista (Faria, 2007).

Com um caráter centralizador e intervencionista, os serviços nacionais de saúde adquiriram novo formato de gestão e tornaram-se mais especializados e urbanos. Em novembro de 1930, ainda no Governo Provisório, foi criado o Ministério da Educação e Saúde Pública (MESP), uma reivindicação do movimento médico-sanitarista que data do início do século XX. Apesar disso, a vitória foi incompleta, pois o novo ministério integrava, além da saúde, as áreas de cultura e educação, esta última com maior peso e destaque dentro da pasta. A criação de um ministério próprio da área da saúde só seria concretizada em 1953, durante o segundo governo Vargas. A estrutura do MESP era formada por um gabinete, uma diretoria e quatro departamentos independentes. Três desses departamentos eram da área de saúde: Departamento Nacional de Medicina Experimental, Departamento Nacional de Saúde Pública (integrado pelo Instituto Oswaldo Cruz) e Departamento Nacional de Assistência Pública, responsável pelos serviços de assistência hospitalar. Entre 1930 e 1934, ocuparam a pasta: Francisco Campos, Belisário Pena e Washington Pires, o que denota o difícil processo de institucionalização do MESP. De 1934 a 1945, a pasta foi ocupada por Gustavo Capanema, responsável por efetivar e consolidar uma política de saúde em sintonia com os princípios e as orientações do governo Vargas (Hochman, 2001; Faria, 2007).

Inicialmente, as ações do governo federal, via Departamento Nacional de Saúde Pública (DNSP), ficaram restritas ao Distrito Federal. Nas demais regiões e estados, as ações eram efetuadas pelas Inspetorias de Saúde dos Portos e do Serviço de Febre Amarela, organizadas em conjunto com a Fundação Rockefeller, instituição estadunidense que atuava no Brasil desde a década de 1910 e que continuou realizando suas ações nas décadas seguintes, a despeito do nacionalismo propugnado por Getúlio Vargas. Em 21 de junho de 1934, a menos de um mês para a promulgação da nova Constituição, Washington Pires extinguiu o DNSP e criou a Diretoria Nacional de Saúde e Assistência Médico Social (DNSAMS), que assumiu a responsabilidade por todos os serviços sanitários no país (Faria, 2007).

Entre 1935 e 1945, o Ministério da Educação e Saúde Pública sofreu várias reformas ministeriais. Em 1937, alguns meses antes da implantação do regime ditatorial que ficou conhecido como Estado Novo, uma reforma que fora proposta em 1935 criou, no âmbito da Diretoria de Saúde, a Divisão de Assistência Hospitalar, responsável pela implementação de um plano hospitalar para todo o país. Essa reforma de 1937 instituiu, ainda, o sistema distrital de saúde em vários estados, com centros de saúde e postos de higiene, e dividiu o território brasileiro em oito regiões, com uma Delegacia Federal de Saúde em cada uma delas. Foram instituídas as Conferências Nacionais de Saúde, que passariam a reunir delegados de todos os estados para discutir os problemas de saúde pública. O objetivo da reforma de 1937 era estabelecer um arranjo institucional capaz de sustentar as ações sanitárias em todo o território nacional. Essa reforma estabeleceu o Departamento Nacional de Saúde como órgão de direção, com as Divisões de Saúde Pública, de Assistência Hospitalar, de Assistência a Psicopatas e de Amparo à Maternidade e à Infância. A partir de 1937, o Ministério da Educação e Saúde Pública passou a ser denominado apenas de Ministério da Educação e Saúde. Em abril de 1941, nova reforma estruturou definitivamente o Departamento Nacional de Saúde, que passou a coordenar 22 órgãos de ação, como o Instituto Oswaldo Cruz, o Serviço Nacional de Tuberculose, o Serviço

Nacional de Febre Amarela, o Serviço Nacional de Malária e o Serviço Nacional de Doenças Mentais (Hochman, 2001; Faria, 2007).

A ideia dos centros de saúde foi formulada durante a Reforma Sanitária dos anos 1910 e 1920. No governo Vargas, esses centros foram ampliados, com o objetivo de vincular todos os serviços de saúde. Em 1937, o sistema distrital dos centros de saúde e postos de higiene passou a substituir as inspetorias especializadas em todos os estados. A organização desse sistema contou com o apoio da Fundação Rockefeller. Entre outras funções, os centros de saúde faziam o controle de doenças transmissíveis; o controle da tuberculose, da lepra e de doenças venéreas; e o saneamento e a polícia sanitária de habitações e logradouros. Os centros deveriam dispor de, no mínimo, cinco médicos e cinco enfermeiras ou visitadoras. Os postos de higiene, por sua vez, não dispunham do mesmo número de médicos e de enfermeiras, já que executavam atividades em escala mais reduzida do que os centros. Os postos que não contavam com visitadoras eram considerados subpostos. No início da década de 1940, todos os estados brasileiros contavam com esses centros. Existiam, ao todo, 54 centros e cerca de 200 postos e 300 subpostos (Faria, 2007).

Entre as décadas de 1930 e 1940, foram criados vários serviços de combate a doenças específicas. A Fundação Rockefeller deu continuidade às ações de controle e de erradicação da febre amarela. Em 1938, foi iniciada a campanha de combate à malária, que resultou na criação do Serviço de Malária do Nordeste (SMNE), também organizado em conjunto com a Fundação Rockefeller. Em 1935, Vargas promoveu uma campanha nacional de erradicação da tuberculose. A lepra ganhou atenção especial. Fundaram-se, em todo o país, leprosários, preventórios e dispensários. Entre os anos de 1936 e 1938, foi organizado o Serviço Antivenéreo das Fronteiras. Em 1941, foi inaugurado o Serviço Nacional da Peste (SNP), doença que se tornou endêmica no

Nordeste. Em 1942, mediante um acordo entre os governos brasileiro e norte-americano, foi criado o Serviço Especial de Saúde Pública (SESP) para o combate à febre amarela e à malária, na Amazônia e no vale do Rio Doce, regiões ricas em borracha e minério (Hochman, 2001; Faria, 2007; Escorel; Teixeira, 2012).

A criação do Ministério da Educação e Saúde Pública tinha como objetivo centralizar as políticas de saúde, diminuindo a atuação dos estados e municípios, vinculados às oligarquias locais. A política sanitária nacional do primeiro governo varguista foi marcada pelo distanciamento com relação ao federalismo que predominou durante a Primeira República. Todavia, a agenda sanitarista de combate às endemias rurais que prevaleceu durante as décadas de 1910 e 1920 foi mantida e renovada no Governo Provisório, no Governo Constitucional de 1934 e no Estado Novo. As inovações políticas e institucionais produzidas nesse período (1930-1945) reverberaram no âmbito da saúde pública até a década de 1970 (Hochman, 2001).

Após o fim do regime militar instaurado em 1964, a saúde pública brasileira foi reestruturada a partir da elaboração de um novo arcabouço institucional. Na próxima seção, vamos examinar o processo de formação dessa estrutura, que resultou na criação do Sistema Único de Saúde (SUS).

## (4.5)
## Criação do Sistema Único de Saúde

A formação do Sistema Único de Saúde (SUS) contou com a participação de vários setores da sociedade civil e foi fruto de inúmeros projetos, programas e ações. Os contornos definitivos do SUS foram delineados durante a 8º Conferência Nacional de Saúde, realizada em 1986. A Reforma Sanitária que antecedeu e esboçou a criação desse sistema enfrentou muitas dificuldades que não surgiram no âmbito do regime militar (1964-1985). Muitos desses entraves haviam sido constituídos no decorrer da Primeira República (1889-1930) e do primeiro governo de Getúlio Vargas (1930-1945). Ações verticalizadas, centralização no governo federal, importância do setor privado na área de assistência médico-hospitalar e setorialização (separação entre saúde pública e assistência médica previdenciária) foram alguns dos problemas que caracterizaram a saúde pública, no país, entre a Proclamação da República e a consolidação do regime militar e que se impuseram como desafios ao projeto de Reforma Sanitária (Escorel; Nascimento; Edler, 2005).

O regime militar brasileiro, instaurado em 1964, promoveu o crescimento da medicina privada e implantou reformas institucionais que afetaram profundamente a saúde pública e a medicina previdenciária. Em 1966, os Institutos de Aposentadoria e Pensões (IAPs) foram incorporados ao Instituto Nacional de Previdência Social (INPS). O novo órgão passou a gerir todas as aposentadorias, as pensões e a assistência médica dos trabalhadores formais. Ficaram excluídos do benefício os trabalhadores rurais e os trabalhadores urbanos informais. A saúde pública foi relegada a segundo plano, com campanhas irrisórias, em razão dos recursos escassos (cerca de 2% do PIB). Por outro lado, foram construídos hospitais privados e inúmeras clínicas com dinheiro público, isto é, com recursos da Previdência Social, e houve uma expansão significativa de faculdades particulares de medicina (Escorel; Nascimento; Edler, 2005).

O Movimento da Reforma Sanitária exerceu grande influência no mundo acadêmico e foi uma importante liderança no processo de reformulação da saúde pública; passou, contudo, a sofrer forte pressão do regime militar e, em virtude de tal fato, transformou-se em uma força política de contestação ao regime. O movimento era constituído sobretudo por médicos e intelectuais de formação comunista, socialista e liberal e criticava a abordagem estritamente biológica da medicina, ao propugnar uma prática médica em perspectiva histórico-estrutural, ou seja, que buscasse apreender as relações entre saúde e sociedade (Escorel; Nascimento; Edler, 2005).

O Projeto Montes Claros (MOC), criado na década de 1970, provou que as propostas do movimento sanitário eram exequíveis. Em sua prática, o MOC incorporou os conceitos de regionalização, de hierarquização, de administração democrática e eficiente, de integralidade da assistência à saúde e de atendimento por auxiliares de saúde e participação popular. O Projeto concebia a prática da medicina em perspectiva política; endossava uma medicina de caráter comunitário; criticava o modelo assistencial curativo e especializado; e defendia a expansão da oferta de serviços básicos descentralizados. Em síntese, o MOC significou uma proposta alternativa e democrática de assistência à saúde pública, e seus princípios integraram a base da proposta de criação do SUS (Escorel; Nascimento; Edler, 2005).

Outro projeto que contribuiu significativamente para a criação do SUS foi o Programa de Interiorização das Ações de Saúde e Saneamento (PIASS), elaborado pela equipe do setor de saúde do Instituto de Pesquisa Econômica Aplicada (Ipea) e implementado pelo Decreto Presidencial n. 78.307, de 24 de agosto de 1976 (Brasil, 1976). Com uma abordagem médico-social articulada ao pensamento sanitarista desenvolvimentista, favoreceu o avanço do movimento sanitarista. Suas principais diretrizes eram a universalização, a acessibilidade, a descentralização, a integralidade e a ampla participação comunitária na assistência à saúde. O PIASS abrangeu dez estados e contou com o apoio de secretários de saúde estaduais e da Previdência Social, além de ter sido a mola propulsora para a criação, em 1980, do Conselho Nacional de Secretários Estaduais de Saúde (CONASS) (Escorel; Nascimento; Edler, 2005).

No início da década de 1980, as propostas alternativas ao modelo oficial de assistência à saúde pública ganharam novo impulso e se fortaleceram ainda mais. A criação de programas, campanhas e institutos em conjunto com a articulação das forças progressistas reforçaram as exigências por democratização e defesa do caráter público do sistema de saúde, com participação popular, universalização e descentralização dos serviços. O fim do regime militar e a instauração de uma nova democracia projetaram as lideranças do movimento sanitário ao comando das instituições responsáveis pela saúde pública do país. Em 1986, foi convocada a 8ª Conferência Nacional de Saúde, na qual foram lançados os princípios da Reforma Sanitária. Em substância, durante essa Conferência, foi aprovada a criação de um sistema único de saúde totalmente desvinculado da previdência. Ainda faltava, contudo, discutir mais a fundo como seria o financiamento e a operacionalização desse novo sistema, ou seja, como seria delineado o novo arcabouço institucional. Uma Comissão Nacional de Reforma Sanitária foi instituída em agosto de 1986 e ficou responsável tanto pela elaboração de uma proposta de conteúdo de saúde, que subsidiou a Constituinte, quanto pela criação de um projeto para a nova Lei do SUS. Em 1988, o processo constituinte foi finalizado, e a nova Constituição foi promulgada. No art. 196 da nova Constituição ficou estabelecido que a saúde é direito de todos e dever do Estado. Restava ainda discutir e negociar a aprovação de uma lei complementar que estabelecesse os critérios operacionais da Reforma. A Lei Orgânica da Saúde n. 8.080 (Brasil, 1990) foi promulgada em setembro de 1990, com uma grande quantidade de vetos do então presidente Fernando Collor de Mello. De acordo com o art. 4º da referida lei, o conjunto de ações e serviços de saúde, prestados por órgãos e instituições públicas federais, estaduais e municipais, da Administração direta e indireta e das fundações mantidas pelo Poder Público, constitui o Sistema Único de Saúde (SUS) (Escorel; Nascimento; Edler, 2005).

## Síntese

Neste capítulo, apresentamos a formação de institutos de pesquisa, como o Instituto Bacteriológico e o Instituto Butantã, inaugurados em São Paulo nos anos de 1892 e 1899, respectivamente. Em virtude da ameaça da peste bubônica, foi inaugurado, em 1900, no Rio de Janeiro, o Instituto Soroterápico; em 1907, um projeto de lei sancionou a criação do Instituto de Patologia Experimental de Manguinhos.

Na segunda seção, buscamos compreender as atitudes e os comportamentos durante as epidemias com base nas reflexões propostas por Jean Delumeau e Charles Rosenberg.

Abordamos, também, na terceira seção, as campanhas sanitárias realizadas por Oswaldo Cruz, no Rio de Janeiro, para debelar as epidemias de febre amarela, de peste bubônica e de varíola. Com caráter militar, as campanhas levaram à Revolta da Vacina, em 1904. Ainda nessa mesma seção, discutimos a gripe de 1918, conhecida como *gripe espanhola*, e a descoberta da Aids, bem como o enfrentamento dessa doença, no país.

Na quarta seção, vimos como as ações de saúde do primeiro governo Vargas focaram o trabalhador urbano e tiveram um caráter centralizador e intervencionista. Em seu primeiro governo, mais especificamente em 1930, foi criado o Ministério da Educação e Saúde Pública.

Por fim, na quinta e última seção, tratamos da formação do Sistema Único de Saúde. Observamos de que forma o Movimento da Reforma Sanitária, o Projeto Montes Claros, o Programa de Interiorização das Ações de Saúde e Saneamento e a 8ª Conferência Nacional de Saúde sedimentaram o terreno para a criação do SUS.

No próximo capítulo, investigaremos como o discurso médico abordou o corpo feminino e as regiões tropicais. Trataremos, ainda, de alguns aspectos referentes às reflexões empreendidas por Michel Foucault sobre a saúde.

## Atividades de autoavaliação

1. Com relação à fundação de espaços e institutos voltados à pesquisa científica no Brasil, assinale a alternativa correta:
   a) O primeiro instituto de pesquisa fundado no Brasil foi o de Manguinhos, atual Fiocruz.
   b) Uma epidemia de varíola foi responsável pela decisão de criar o Instituto Butantã em 1899, no estado do Rio de Janeiro.
   c) Receoso de que a peste bubônica alcançasse o Rio de Janeiro, o prefeito Cesário Alvim determinou a criação de um instituto soroterápico, inaugurado em 1900.
   d) Adolf Lutz conseguiu a aprovação para criar o Instituto de Manguinhos, que se tornou um centro de pesquisa sem autonomia financeira e administrativa.
   e) Segundo Nancy Stepan, a criação do Instituto Manguinhos foi um fracasso em relação à produção científica no Brasil.

2. No tocante aos comportamentos e às atitudes durante as epidemias, descritos por Jean Delumeau e Charles Rosenberg, assinale a alternativa **incorreta**:
   a) Jean Delumeau compara as epidemias com ataques instantâneos, que não distinguem credo, cor, raça ou condição social.
   b) Rosenberg afirma que as explicações etiológicas do cólera no século XIX estavam pautadas em visões ideológicas que imputavam aos pobres a condição de vítimas inevitáveis das epidemias.
   c) A primeira atitude das autoridades quando confrontadas com epidemias era a recusa em reconhecer sua manifestação.
   d) Segundo Rosenberg, a criação de um quadro explicativo para as epidemias tinha caráter subjetivo e estritamente racional.
   e) Na visão de Rosenberg, medidas de combate às epidemias constituem rituais coletivos integrados a elementos cognitivos e emocionais.

3. A respeito da Revolta da Vacina, ocorrida em 1904, na cidade do Rio de Janeiro, assinale a afirmativa **incorreta**:
   a) Segundo Nicolau Sevcenko, os opositores à campanha de vacinação não eram contra a vacina em si, mas contra as condições de sua aplicação e, acima de tudo, contra o caráter compulsório da lei.
   b) Sidney Chalhoub afirma que a resistência à vacina foi uma questão cultural.

c) De acordo com José Murilo de Carvalho, a justificativa moral foi a responsável pelos acontecimentos de 1904, nas proporções em que ocorreram.

d) Na perspectiva de José Murilo de Carvalho, a fusão de valores liberais e morais, tanto burgueses quanto populares, desencadeou a resistência à vacinação compulsória.

e) Sidney Chalhoub corrobora as teses de Nicolau Sevcenko e de José Murilo de Carvalho sobre a Revolta da Vacina.

4. Sobre as políticas de saúde pública desenvolvidas na Era Vargas (1930-1945), assinale a alternativa **incorreta**:

a) O principal foco das políticas sanitárias do governo de Getúlio Vargas foi o trabalhador rural.

b) Com a ascensão de Getúlio Vargas ao poder, o projeto de integração dos sertões brasileiros à civilização perdeu espaço.

c) Com um caráter centralizador e intervencionista, os serviços nacionais de saúde adquiriram novo formato de gestão e tornaram-se mais especializados e urbanos.

d) Em novembro de 1930, ainda no Governo Provisório, foi criado o Ministério da Educação e Saúde Pública.

e) Entre 1935 e 1945, o Ministério da Educação e Saúde Pública sofreu várias reformas ministeriais.

5. No que tange à formação do Sistema Único de Saúde, assinale a alternativa correta:

a) A formação do Sistema Único de Saúde (SUS) contou com a participação de reduzidos setores, isolados da sociedade civil.

b) O regime militar brasileiro, instaurado em 1964, contribuiu decisivamente para a criação do SUS.

c) A Lei Orgânica da Saúde n. 8.080 foi promulgada, sem nenhum veto, em setembro de 1990, pelo presidente Fernando Collor de Mello.
d) O Programa de Interiorização das Ações de Saúde e Saneamento (PIASS) contribuiu significativamente para a criação do SUS.
e) Os contornos definitivos do SUS foram delineados durante a 8ª Conferência Nacional de Saúde, realizada na década de 1970.

## Atividades de aprendizagem

### Questões para reflexão

1. Elabore um quadro comparativo entre as ações e as atitudes desenvolvidas pelo governo e pela população brasileira com relação ao surgimento e à disseminação da Aids no país e aquelas que, segundo Charles Rosenberg, caracterizariam os fenômenos epidêmicos.

2. Construa uma análise comparativa entre os acontecimentos ocorridos no Brasil durante a gripe de 1918 e a atual pandemia de covid-19.

### Atividade aplicada: prática

1. Analise todos os artigos da Constituição de 1988 referentes à saúde e discuta com seu grupo de estudos se o que está proposto na carta constitucional é aplicado, ou não, na prática.

Capítulo 5

# Discurso médico sobre o corpo feminino, medicina e saúde na perspectiva foucaultiana e medicina tropical

O objetivo deste capítulo é apresentar uma perspectiva crítica a respeito do discurso médico sobre o corpo feminino. Propomos, ainda, uma problematização da medicina social e da formação da medicina hospitalar com base nas reflexões desenvolvidas por Michel Foucault. Não temos, contudo, a pretensão de esgotar nem de expor em profundidade, com minúcia apurada e rigor metodológico, a história das mulheres e do corpo, bem como o pensamento de Michel Foucault, pois, para isso, seria necessária a confecção de dois novos livros. Ficamos contentes, no entanto, se conseguirmos elaborar, neste capítulo, uma breve introdução a esses temas e à obra de Foucault, indicando possíveis caminhos de análise e de leitura.

Também objetivamos desenvolver uma visão panorâmica acerca da medicina tropical. Para tanto, optamos por dividir o capítulo em três seções. Na primeira delas, examinaremos como o discurso médico, desde a medicina hipocrática até a moderna medicina científica do século XIX, abordou e interpretou o corpo feminino. Na segunda seção, discorreremos, com base nas reflexões de Michel Foucault, sobre a formação da medicina social, da medicina hospitalar, da medicina clínica e das tecnologias disciplinares aplicadas aos corpos. Na terceira e última seção, analisaremos, em linhas gerais, o processo de constituição da medicina tropical.

## (5.1) Discurso médico sobre a mulher

Pensar a formação de um discurso médico sobre o feminino implica, necessariamente, envolver-se nos meandros da história do corpo e da sexualidade. O corpo da mulher e sua fisiologia sempre despertaram as mais diversas reações e sentimentos entre os homens. O efeito sedutor e bestial que suas formas causam no sexo oposto, assim como o medo, a angústia e a ansiedade decorrentes de segredos recônditos foram responsáveis por aguçar o imaginário masculino de maneira febril no decorrer da história. Artistas, poetas, religiosos e homens de ciência buscaram, cada qual à sua maneira, expor, descrever, exaltar, explicar, compreender e esquadrinhar esse corpo. Do ponto de vista da medicina, o qual contempla desde a medicina humoral à nova biologia do século XIX, tanto as observações somáticas quanto as "visões do feminino" passaram por modificações substanciais com o transcurso do tempo.

A proposta desta seção, portanto, é apontar alguns traços gerais dessa formação e da transformação do discurso médico sobre a mulher.

Na Antiguidade Clássica, pensadores como Aristóteles afirmavam que a mulher era simplesmente um "vaso" destinado a receber a "semente" do homem. Os gregos antigos cultivavam alguns comportamentos sexuais que, sem dúvida, passaram a ser condenados na Europa medieval e moderna, quando a religião cristã e, depois, a medicina acadêmica tomaram para si a tarefa de determinar o que seria permitido (e considerado "normal") e o que seria proibido (entendido como "anormal") no âmbito das condutas relativas ao sexo. Em síntese, imoral, para os gregos antigos, era a atitude passiva de um homem maduro em uma relação com mancebos, bem como o excesso ou o exagero nos prazeres, e não os objetos ou as práticas sexuais em si. De todo modo, na tradição grega da Antiguidade, a natureza havia reservado às mulheres (e também aos mancebos e aos escravos) o papel de *parceiro-objeto*, ou seja, objeto do prazer do outro. Em geral, cabia às esposas a tarefa de cuidar do lar e garantir uma descendência legítima. Para o homem, a realização do prazer sexual acontecia fora da relação conjugal. A atividade sexual dentro do casamento tinha como único objetivo a reprodução. Como esposas, as mulheres deveriam considerar o marido como parceiro exclusivo; em caso de adultério, elas sofreriam sanções tanto de ordem privada quanto de ordem pública. Entre os gregos antigos, portanto, não havia a exigência de fidelidade recíproca (Foucault, 1984).

Apesar disso, a tradição hipocrática enfatizava que a concepção não seria possível sem a existência do prazer, tanto masculino quanto feminino. Hipócrates afirmava que o orgasmo seria uma pequena epilepsia, comum a ambos os sexos. O tratado hipocrático *Da geração,* ao detalhar o ato sexual, refere-se ao sêmen como um líquido aquecido e espumoso. Segundo o referido tratado, a fricção do sexo e o movimento do corpo produziriam um aquecimento geral que, em consonância com a agitação, confeririam maior fluidez aos humores do organismo, a ponto de espumarem. A parte mais forte e gordurosa desse humor espumante seria levada ao cérebro e à medula espinhal; posteriormente, aos rins; e, por fim, aos testículos, de onde seria então expelida. Tanto no homem como na mulher, o processo seria o mesmo, isto é, a formação do esperma ocorreria no sangue, por aquecimento e separação, porém, no caso da mulher, o ponto de partida desse aquecimento seria a matriz que, estimulada pelo pênis durante o coito, produziria o líquido seminal (Foucault, 1984).

Nessas circunstâncias, para que a concepção ocorresse, o corpo precisava se aquecer até que a parte mais sutil do sangue fosse transformada em semente e liberada por meio de um movimento semelhante ao da epilepsia. Assim, estabelecia-se a relação lógica entre prazer e fertilidade, frigidez e esterilidade. Acreditava-se, com base nessa convicção, que as prostitutas, privadas do prazer, não corriam o risco de engravidar (Corbin, 2012).

Para Galeno, os órgãos sexuais da mulher tinham estrutura semelhante à dos homens e ficavam protegidos no interior para garantir uma boa gestação. A medicina galênica preservou a noção hipocrática das duas sementes, refletindo a ordem cósmica. Em ambas as tradições, o prazer feminino era importante para compensar os desconfortos da gravidez e os sofrimentos do parto. Sem o prazer, a mulher recusaria a gestação e deixaria de perpetuar a espécie. O orgasmo feminino era sinal de boa circulação dos humores e de abertura da matriz para o recebimento da semente masculina. Supunha-se que a penetração pelo homem e a absorção do esperma equilibravam as qualidades do corpo da mulher, propiciando o deflúvio necessário de seus humores (Foucault, 1984; Corbin, 2012).

Tais convicções começaram a ser questionadas pela nova biologia no início do século XIX. Gradativamente, a ciência médica deixou de considerar a utilidade do orgasmo feminino para a geração de uma nova vida. A partir de então, o orgasmo passou a ser deslocado para a periferia da fisiologia humana, tornando-se inútil e desnecessário. A crença, até então vigente, segundo a qual o clitóris seria um equivalente do pênis passaria a ser cada vez mais contestada. A oposição estabelecida pela medicina humoral entre o calor e a secura masculinos e a umidade e a frieza femininas foi substituída, no século XIX, pela distinção entre corpo e alma, aspecto físico e mental. Os novos paradigmas, médico e biológico, surgidos no Oitocentos forjaram uma nova representação do feminino. Da categoria de indispensável à concepção, o orgasmo feminino transformou-se em uma ameaça sem precedentes, assumindo traços ainda mais inquietantes por não ser mais necessário. Assim, passou-se a compreender que "As manifestações epilépticas do orgasmo feminino, sua proximidade com a histeria, cuja ameaça se acentua e se transforma, sugerem o risco de uma liberação de forças telúricas" (Corbin, 2012, p. 187).

A partir de então, as relações entre homem e mulher foram redefinidas, já que a subordinação da mulher passou a ser justificada em função da biologia. Os avanços da civilização, inclusive, ressaltam a diferenciação entre os gêneros nas diversas esferas da vida social, principalmente no âmbito amoroso: a mulher descobre o desejo quando se apaixona por um parceiro, e o homem afirma o seu desejo quando satisfaz suas necessidades sexuais com o maior número possível de parceiras. Segundo Corbin (2012), essa assimetria nas modalidades do desejo fundamenta o duplo padrão da moral. A obsessão e a ansiedade dos homens de ciência, por sua vez, motivaram uma busca incessante por aquilo que distingue anatômica e fisiologicamente homens e mulheres.

Em 1843, o médico e biólogo alemão Theodor L. W. von Bischoff (1807-1882) demonstrou a ovulação espontânea da cadela, de modo independente de toda cópula e de qualquer manifestação de prazer. Em 1847, Félix Archimède Pouchet (1800-1872) afirmou que a ovulação das mulheres também acontece de modo independente do coito e da fecundação. Tais revelações apresentaram algumas consequências: significaram, principalmente, o fim da antiga fisiologia do prazer e da doutrina da homologia anatômica, preconizadas pela medicina hipocrática; os ovários, por sua vez, passaram a definir a essência feminina; a menstruação foi associada ao cio das fêmeas animais; por fim, a demonstração da inutilidade do orgasmo feminino para a procriação levou à desconsideração do prazer das mulheres, reduzindo, assim, as relações sexuais – sobretudo as matrimoniais – a um ato puramente fisiológico e reprodutivo (Corbin, 2012).

A despeito da visão tradicional que se tem acerca das sociedades europeias do século XIX, isto é, sociedades com acentuados traços de puritanismo e moralismo cristão, é fato que a prostituição se alastrou por toda a Europa Ocidental naquele período. Homens burgueses frequentavam de maneira assídua os lupanares, sustentavam amantes e consumiam literatura erótica. Em Londres, desde 1820, autores como Richard Carlile (1790-1843) defendiam a liberação das paixões, o controle da natalidade e a leitura de obras pornográficas. Carlile chegou a propor a construção de "templos de Vênus", onde os jovens de ambos os sexos poderiam divertir-se livremente, sem riscos de doenças venéreas e de gravidez indesejada. Com isso ele imaginava que seria possível conter as práticas consideradas contrárias à natureza, como a masturbação, a pederastia e a prostituição. Entre as classes operárias, poderíamos supor que os costumes e os hábitos fossem ainda mais escandalosos e chocantes, mas não é isso o que as estatísticas demográficas apontadas por Corbin revelam. Na Inglaterra, apesar de o êxodo rural e o afluxo das fábricas terem diminuído o controle exercido pela família sobre as práticas sexuais, as taxas de nascimentos ilegítimos não foram mais elevadas nas regiões industriais do que nas zonas rurais, o que contradiz, a princípio, a tese de uma liberação libidinal das mulheres operárias (Corbin, 2012).

As opiniões ainda divergem sobre se a Revolução Industrial favoreceu a repressão sexual ou se permitiu maior liberação das pulsões. Essa pergunta ainda permanece em aberto. Autores, como Foucault, criticam a chamada *hipótese repressiva* segundo a qual a repressão sexual seria exercida pela censura, pela proibição e pelos interditos. De acordo com Foucault (1988), nenhuma sociedade falou, escutou, discutiu, detalhou, estudou e regulamentou tanto o sexo como a nossa. Em sua visão, quatro grandes conjuntos estratégicos desenvolveram dispositivos específicos de saber e de poder a respeito do sexo: histerização do corpo da mulher; pedagogização do sexo da criança; socialização das condutas de procriação e psquiatrização do prazer perverso.

Com relação à histerização do corpo da mulher, Foucault (1988) diz que o corpo feminino é saturado de sexualidade. Trata-se, nesse sentido, de um corpo que foi integrado, sob uma perspectiva patológica, ao campo das práticas médicas; um corpo que foi disposto em relação ao fator população, no sentido demográfico, e que, em virtude disso, precisou ter sua fecundidade regulada, assegurada e controlada; um corpo que foi disposto, também, em sua relação com o espaço familiar, onde passou a ser o elemento primordial e funcional; por fim, esse corpo feminino foi colocado em relação com as crianças, cuja vida deve gestar e garantir, mediante uma responsabilidade biológico-moral. No interior da família, os pais tornam-se os principais agentes de um dispositivo de sexualidade que, no exterior, é apoiado por médicos, pedagogos e psiquiatras. Surgem, então, novas personagens: a mulher nervosa; a esposa frígida; a mãe indiferente; além de outras figuras, como o marido impotente, sádico ou perverso (Foucault, 1988).

Marilena Chaui (1984) assume uma perspectiva foucaultiana, apesar de sua argumentação sustentar que a repressão sexual, nas sociedades ocidentais, opera por um conjunto explícito de interdições, censuras, práticas, ideias e instituições que regulamentam o permitido e o não permitido, que definem o normal e o anormal. A repressão seria, assim, um processo de mutilação e de desvalorização da sexualidade, entendida como pecaminosa, imoral e viciosa. Foucault argumenta, em sentido contrário, com fundamento no que denomina *ciência sexual*.

Nascida no final do século XVIII, a ciência sexual caracteriza-se por um conjunto de disciplinas científicas e de técnicas relativas ao comportamento sexual: pedagogia, medicina, direito, economia, demografia, psiquiatria e psicanálise. Tal ciência, porém, encontra-se alicerçada, principalmente, em dois domínios: biologia (reprodução) e medicina (higiene sexual, doenças venéreas e reprodução). Opera-se, assim, uma medicalização do sexo pela classificação das anomalias, das disfunções e das moléstias, bem como pelas propostas de terapias. Histeria, onanismo, fetichismo e coito interrompido configuram algumas das principais doenças, dos desvios, das perversões ou dos crimes. Chaui (1984), por sua vez, compreende que, na histerização da mulher, o sexo é dividido de três maneiras: como algo comum ao homem e à mulher; como algo que pertence por excelência ao homem e falta à mulher; e que constitui, por si só, o corpo da mulher, tanto para ordená-lo à reprodução quanto para perturbá-lo.

São, portanto, estratégias, técnicas, discursos e práticas que formam aquilo que Foucault denomina *dispositivo da sexualidade*: conjunto de regras e técnicas voltadas para maximizar a vida, ampliar e controlar os indivíduos. A pedagogia encarrega-se da criança; a medicina, da mulher – ou melhor, de seu corpo –; a economia, da população; e o Estado, da moralização dos costumes sexuais dos pobres. Ao apreendê-lo como um conjunto de funções e disfunções que deve ser confinado à região das coisas observáveis, manipuláveis e controláveis, o corpo transforma-se, então, na entidade privilegiada para o exercício da dominação, e a família, no espaço fundamental da sexualização dos corpos, preparando o caminho para o desenvolvimento da psicanálise (Chaui, 1984).

O controle sobre a sexualidade pressupõe um controle sobre a maternidade e, por conseguinte, sobre a natalidade. Nesse aspecto, a discussão sobre o aborto assume um destaque relevante. Na Antiguidade, o aborto era considerado crime contra a autoridade marital ou paternal. Posteriormente, após a ascensão do cristianismo, o aborto passou a ser considerado um crime contra Deus e a moral, para, em seguida, ser entendido como um ato contrário aos interesses do Estado. Ter filhos significava garantir o futuro do país; praticar o aborto, portanto, seria uma ameaça à nação. A fim de evitá-lo, a vigilância e a repressão do Estado sobre os corpos femininos precisaram, além do Poder Judiciário, do auxílio dos saberes médicos. Até o século XVIII, o direito ainda não dispunha de um saber científico para saber se o aborto realizado por uma mulher tinha sido natural ou provocado. A partir do século XIX, contudo, observa-se o início da formação de um conjunto de saberes médicos que ajudaram a justiça a vigiar e a controlar as práticas abortivas. Dessa forma, é possível entender que justiça e medicina articulam seus discursos e saberes para o controle da sexualidade e da maternidade (Vázquez, 2007).

Como lembramos antes, no século XIX a medicina compreendia a natureza feminina de maneira distinta da abordagem hipocrática. Essa mudança de paradigma, em conjunto com a função atribuída à mulher em relação à maternidade, conferiu-lhe novo *status* na sociedade: a mulher precisava ser protegida em razão de sua importância para a geração de novas vidas. Era necessário, a partir de então, conhecer a fundo seu corpo, sua anatomia, sua fisiologia e suas doenças. Esses saberes formaram o que hoje conhecemos como *ginecologia* e *obstetrícia*, campos que, sem dúvida, apresentaram consequências positivas, mas que, por outro lado, possibilitaram maior vigilância sobre o corpo feminino. Nesse sentido, basta observar que o saber médico passou a ser cada vez mais requisitado, por exemplo, nas decisões judiciárias a respeito das práticas abortivas (Vázquez, 2007).

Todo esse conhecimento tinha como objetivo não apenas dominar a anatomia e a fisiologia femininas, mas também estabelecer, com segurança, a função da mulher na sociedade – ou seja, a reprodução. O corpo feminino foi, então, elevado à condição de objeto singular de análise, em razão de seu aparelho reprodutor, considerado – importante sublinhar – pertencente à espécie, e não à mulher (Vázquez, 2007). O discurso médico endossou a noção, crucial na discussão sobre a questão do aborto, de que o corpo da mulher é propriedade de outrem, não cabendo a ela tomar decisões que diriam respeito aos seus verdadeiros donos, que, a depender do contexto histórico, poderiam ser o homem, deus ou o Estado.

Diante da ênfase sobre a função reprodutora da mulher, que caracterizou o discurso médico de fins do século XIX e início do XX, as mulheres que não desejassem ter filhos ou que praticassem aborto eram consideradas loucas, doentes e desviantes de seu destino biológico. Além disso, a prática abortiva estava relacionada, por esse mesmo discurso e pelo discurso jurídico, ao desregramento sexual. Nessas circunstâncias, o aborto seria representante do desejo feminino de usufruir livremente de seu corpo e de sua sexualidade, sem os riscos de uma gravidez indesejada (Vázquez, 2007). A liberalização das condutas sexuais femininas colocaria – e ainda coloca, nos dias atuais – uma série de questões, das mais diversas ordens: política, econômica, cultural, religiosa, ética etc., as quais não poderiam ser aqui analisadas em toda a sua extensão e profundidade.

Na França, desde o início do século XIX, alguns médicos já defendiam a prática do aborto em casos específicos, quando havia risco de vida para a gestante. A partir do século XX, essa prática, chamada de *aborto terapêutico*, começou a ser difundida para outros países. Mas a intervenção, quando necessária, só deveria ser feita por médicos qualificados, pois apenas os doutores teriam competência para a realização desse procedimento. Tal exigência significava a exclusão de parteiras e de curiosas da arte de partejar – ou seja, da prática de intervir na gravidez e no parto. Essas personagens exerceram seu ofício no Brasil, prestando auxílio e socorro às mulheres que, por diversos motivos, não recorreram à medicina erudita. Já que representavam uma importante concorrência aos médicos e um obstáculo à hegemonia da medicina científica, as parteiras sofreram uma forte perseguição, com o intuito de proibir suas atividades. Uma das estratégias adotadas pela comunidade médica acadêmica para deslegitimar o ofício de tais mulheres foi a associação desse ofício ao aborto, prática que realizavam por meio da utilização de diversas substâncias tóxicas, como aloés e iodo, ervas de sabina e arruda (usadas para chás abortivos), centeio, além de purgativos e diuréticos (Vázquez, 2007).

De origem popular e, em geral, analfabetas, as parteiras ainda exerciam seu ofício no Brasil nas primeiras décadas do século XX. Elas recebiam reconhecimento social através de suas atividades e atuavam tanto nas regiões periféricas e rurais quanto nas áreas urbanas. Eram requisitadas com muita frequência e, como dissemos, representavam uma ameaça à hegemonia dos médicos acadêmicos. Uma tentativa de debelar essa cominação foi a criação, em 1832, de um curso para a formação de parteiras nas faculdades de medicina do Rio de Janeiro e da Bahia. Passou a existir, assim, dois tipos de parteiras no país: a titulada e a leiga. Todavia, independentemente da criação do curso, as parteiras leigas continuaram a exercer suas atividades (Pereira Neto, 2001).

Além da hegemonia sobre as artes de curar e da exclusividade em relação a esse mercado de trabalho, os médicos brasileiros acreditavam estar imbuídos de uma missão civilizatória, uma vez que, ao lado dos bacharéis, formavam a elite pensante do país. Essa vaidade levou alguns deles a formular projetos de intervenção social, com o objetivo de regenerar o país. Tais projetos, conforme vimos no capítulo anterior, tinham como fundamentos os princípios da eugenia e, além de outras propostas, buscavam reformar as instituições, entre elas, a família, o que resultou na produção de inúmeros textos a respeito do casamento, das crianças, da educação e, sobretudo, das mulheres. Um desses médicos que escreveu sobre as mulheres foi Afrânio Peixoto (1876-1947), médico legista que realizou estudos sobre o defloramento e o estupro. Peixoto revelou-se misógino, tendo representado as mulheres, em seu romance *A esfinge*, como frívolas, interesseiras, enigmáticas e maldosas. Romances como esse podem ser representativos, segundo Martins (2004), das ideias correntes no meio intelectual brasileiro a respeito das mulheres. Muitas dessas ideias eram produzidas e divulgadas pelos médicos por meio de textos científicos e literários.

Ambos os textos, científico e literário, de acordo com Martins (2004, p. 221), "partem da clivagem sujeito/objeto, e [têm] a mesma estratégia de produção do saber ao enquadrar o corpo feminino nos limites da narrativa literário-científica, tornando-o inteligível e supostamente 'adequado' à realidade". Nessas circunstâncias, tais textos foram cruciais para confirmar inferioridades e forjar outras desigualdades na nova conjuntura social que caracterizou o fim da Monarquia e a instauração do regime republicano no Brasil.

Os médicos e intelectuais brasileiros adaptaram as teorias e as ideias vigentes na Europa e nos Estados Unidos às particularidades da realidade social e cultural brasileira, redefinindo o papel e a função da mulher na sociedade. Essas teorias tinham duas correntes principais: a primeira delas partia do pressuposto de inferioridade física e mental das mulheres e defendia a educação como um caminho para a evolução; a segunda corrente negava às mulheres qualquer forma de superação de suas "deficiências". De todo modo, a educação destinada ao público feminino necessitava estar em sintonia com as funções e os papéis que a sociedade exigia delas. Essas exigências tinham raízes em diversos discursos (jurídico, religioso), mas, principalmente, nos discursos médicos produzidos sobre a família (Martins, 2004).

Como unidade específica de governo, a população surgiu no Brasil a partir do século XIX. Em conjunto com a ascensão desse elemento crucial para a riqueza e o crescimento do país, a família assumiu uma importante função política, qual seja, a de produzir indivíduos saudáveis. Para isso, essa unidade social básica precisou sofrer um processo de mudança, com a redefinição dos papéis de seus integrantes. A principal aliada dos médicos nessa transformação foi a mulher. Esses "homens de ciência" ampliaram a compreensão que os homens da igreja tinham a respeito do papel feminino na família. A nova interpretação, dada pela medicina, afirmava que, além de transmitir os valores morais do cristianismo e de obedecer à autoridade masculina, cabia à mulher a nobre missão de garantir a prosperidade e o futuro da nação por meio da criação dos filhos. Pela ação dos higienistas, o discurso médico a respeito da maternidade debruçou-se sobre a mortalidade infantil e a puericultura. Antes vista apenas como essencial à perpetuação da espécie, agora a mulher era também considerada uma produtora de riqueza nacional (Martins, 2004).

Higienistas e autores de manuais de puericultura do início do século XX acreditavam que a redução da mortalidade infantil e a prevenção de determinadas doenças dependia da divulgação desses manuais e da colaboração das mães com os médicos. Essas mulheres, portanto, permitiram aos doutores o acesso ao quarto do casal e da criança, e, com isso os médicos conquistaram o espaço doméstico, tecendo, de maneira lenta, gradual e inconsciente, as tramas de uma microfísica do poder (Lima, 2007).

Além da puericultura, que alguns médicos propugnavam como necessária no ensino primário para as meninas, a eugenia e a higiene pré-natal eram consideradas fundamentais para assegurar o nascimento de crianças saudáveis. Manuais sobre como cuidar das crianças, voltados para o ensino das mães, remontam ao século XVI. Esses primeiros manuais, porém, tinham como principal preocupação a boa formação da criança para o convívio em sociedade. Na segunda metade do século XVIII, quando, na Europa, a família emergiu como objeto central para a obtenção e a manutenção da saúde e do bem-estar da população, esses manuais passaram então a ser elaborados com o objetivo de orientar as mães sobre os cuidados higiênicos com os bebês (Lima, 2007).

O precursor da puericultura no Brasil foi o dr. Francisco de Mello Franco (1757-1822), autor do *Tratado de educação física dos meninos*, publicado em 1790, na cidade de Lisboa. *A guia médica das mães de família*, primeiro guia materno surgido no Brasil, e de autoria desconhecida, foi publicado em 1843. Esses tratados e guias estimulavam as mulheres a confiar os seus corpos aos médicos antes mesmo da concepção. Recomendavam que a gestante fosse uma boa dona de casa, dedicando-se de modo exclusivo aos cuidados da família. A mulher deveria, portanto, aceitar passivamente o seu destino e assumir o seu papel social, isto é, gerar filhos e cuidar da família, ser uma boa esposa e dona de casa. Os manuais de puericultura precederam a pediatria brasileira em mais de quatro décadas. Somente em 1882 seria criado o primeiro "curso de clínica das moléstias das crianças", no Serviço da Policlínica Geral do Rio de Janeiro (Lima, 2007).

Vimos, anteriormente, que, nas sociedades ditas *burguesas*, o dispositivo da sexualidade substituiu o critério do sangue pelo do sexo, viabilizando, assim, o desenvolvimento da eugenia, a qual, em conjunto com outros saberes, como a puericultura, passou a propor projetos de intervenção preventiva na sociedade.

Embora, durante a década de 1920, tenha prevalecido, no Brasil, a eugenia preventiva, isto é, pautada nas ações de saneamento, tal fato não impediu a discussão, por parte dos eugenistas brasileiros, a respeito da eugenia positiva (procriação sadia) e negativa (esterilização), incluindo a problematização de questões, como o aborto, o controle de natalidade e a esterilização. Os eugenistas brasileiros defendiam os exames médicos pré-nupciais com o argumento de evitar supostos defeitos hereditários e de formar famílias eugenicamente saudáveis. Houve, inclusive, tentativas de criar leis que proibissem o casamento de indivíduos considerados degenerados, doentes ou defeituosos fisicamente e que tornassem obrigatórios os exames pré-nupciais.

Além da tentativa de impor seus projetos por meio de dispositivos legislativos, os eugenistas brasileiros promoveram palestras e cursos sobre a hereditariedade humana e a ciência da genética e organizaram concursos populares para famílias "eugênicas", com prêmios em dinheiro destinados às crianças que fossem julgadas hereditariamente adequadas e eugenicamente "belas" (Stepan, 2005).

Os eugenistas lamarckianos ajudaram a reviver a puericultura. De acordo com suas concepções, os efeitos que as influências ambientais exerciam sobre as células reprodutivas ameaçavam a hereditariedade e, portanto, a reprodução humana. No Brasil, a popularização da puericultura, durante a década de 1920, esteve intimamente associada à eugenia. Essa associação tinha como objetivo conceder às mulheres uma "maternidade digna", com ênfase na saúde materna e no cuidado pré-natal. O eugenista Renato Kehl (1889-1974) publicou brochuras com conselhos sobre como escolher maridos e esposas eugenicamente adequadas e buscou ainda fornecer sugestões para a educação sexual e eugênica das mulheres. Ao contrário do que se possa supor, esse interesse pela educação sexual das mulheres não estava relacionado com concepções radicais sobre sexualidade. O movimento eugênico brasileiro estava vinculado a uma ideologia conservadora, mas não extremista. Críticas ao movimento feminista eram, sem dúvida, expressas em virtude da ameaça que este representava ao tradicional papel reprodutivo da mulher (Stepan, 2005).

A década de 1930 – de modo específico, o primeiro governo Vargas – propiciou a consolidação da eugenia no âmbito nacional. Renovaram-se os esforços pelo estabelecimento de uma legislação contra o alcoolismo e a favor da obrigatoriedade dos exames pré-nupciais. Em 1931, o mesmo Renato Kehl criou a Comissão Central Brasileira de Eugenia; seu intuito era promovê-la a fim de pressionar os membros da Assembleia Constituinte a criar uma legislação eugênica.

Tais pressões obtiveram alguns resultados positivos para os eugenistas brasileiros: a Assembleia Constituinte aprovou a proposta de transformar a educação eugênica em responsabilidade do Estado nacional. Outra proposta aprovada pela mesma Assembleia foi a exigência de que os noivos comprovassem a saúde mental e física antes do casamento – essa proposta foi inserida na Constituição de 1934, porém foi retirada da Constituição de 1937, durante o Estado Novo (Stepan, 2005).

Após esse panorama geral em torno do discurso médico a respeito do corpo feminino, vamos nos debruçar, na próxima seção, sobre alguns aspectos do pensamento de Michel Foucault a respeito da medicina e da saúde.

## (5.2)
## Foucault: discurso médico, controle dos corpos, nascimento da clínica e dos hospitais

Michel Foucault nasceu em 1926, na cidade de Poitiers (França). Oriundo de uma família de médicos, tradicionalmente burguesa e católica, seu pai queria que ele seguisse a mesma carreira. Durante a infância, foi enviado para um colégio religioso, com o intuito de ser disciplinado, pois tinha uma postura muito crítica e sarcástica. Jovem, mudou-se para Paris, onde ingressou no Liceu Henrique IV e se tornou aluno de Jean Hyppolite, seu grande mestre. Em 1948, formou-se em Filosofia e Psicologia pela Sorbonne, onde foi aluno de Louis Althusser. Publicou sua primeira obra, *Doença mental e personalidade*, em 1954. Nesse mesmo ano, passou a frequentar os cursos de Lacan. No ano seguinte, mudou-se para a Suécia, onde lecionou na Universidade de Uppsala. Lá, começou a reunir material para sua tese, intitulada *Folie et Dérasion: Histoire de la Folie à l'Âge Classique* (*Loucura e desrazão: história da loucura na Idade Clássica*), defendida em 1961, sob a orientação de Georges Canguilhem, e depois publicada apenas com o título de *Histoire de La Folie*. Foucault morreu de modo prematuro em 1984, por complicações decorrentes da Aids (Araújo, 2008).

Segundo Marilena Chaui (1984), Foucault aborda arqueologicamente os fatos discursivos. Em sua interpretação, a arqueologia foucaultiana seria o estudo dos vestígios escondidos nas práticas científicas, sociais e econômicas que operam em uma sociedade em virtude do silêncio que tornou essa operação possível. Por tal perspectiva, o silêncio não seria aquilo que os discursos não dizem, mas, sim o conjunto de estratégias empregadas para a montagem desses discursos. Foucault afirma que o modo como uma sociedade lida com o *saber-poder* se realiza mediante a montagem de dispositivos discursivos; portanto, para conhecer uma sociedade ou determinada época de uma sociedade específica, seria preciso descobrir "o que" ela diz, "como" o diz, "por que" o diz, "para o que" e a "quem" o diz, como foi possível esse dizer, quais práticas o suscitaram e foram suscitadas por ele, e o que não é dito.

Alguns críticos afirmam que o método arqueológico é incapaz de acompanhar a necessária gênese histórica de determinadas formas de saber, de poder e de discurso. Outros ressaltam o fato de Foucault priorizar os fatos discursivos em detrimento da luta de classes. Há, ainda, aqueles que criticam o fato de Foucault considerar o saber, o poder e os discursos como estratégias, pois isso os tornaria maquinações sem respaldo na realidade, ou construções arbitrárias que se impõem sem dificuldade, pela simples persuasão (Chaui, 1984). A forma como Foucault interpretou o poder também foi alvo de admoestações, sobretudo, por pensadores marxistas ortodoxos, habituados a enxergar as relações de poder como circunscritas somente a um espaço ou a um local central, isto é, o Estado. Na perspectiva foucaultiana, o poder estaria disseminado por todo o corpo social – ou seja, não há aqui a noção de um centro de origem a partir do qual o poder pudesse ramificar-se por toda a sociedade. Nesse sentido, as relações de poder seriam, pois, constituídas não apenas em função dos aparelhos estatais, mas, principalmente, a partir das relações sociais estabelecidas, por exemplo, entre pais e filhos, entre crianças e pedagogos, entre médicos e pacientes.

Foucault associa o nascimento da medicina moderna e científica, no final do século XVIII, ao desenvolvimento da anatomia patológica. Em sua concepção, a medicina moderna seria uma medicina social imbuída de determinada tecnologia do corpo social, sendo, portanto, individualista apenas em um de seus aspectos, isto é, na valorização das relações médico-doente. Foucault argumenta que, com o desenvolvimento do capitalismo, no fim do século XVIII e início do XIX, deu-se a passagem de uma medicina de caráter privado para uma medicina coletiva; com isso ele busca reconstituir as três etapas de formação da chamada *medicina social*, as quais seriam caracterizadas pela medicina de Estado; pela medicina urbana; e pela medicina da força de trabalho (Foucault, 1979).

De acordo com Foucault (1979), o Estado moderno (com seus aparelhos, seus funcionários e seu saber) nasceu na Alemanha do século XVIII, quando aquela região, ainda não unificada, era constituída por uma miríade de nações/estados. Em razão disso, o desenvolvimento de uma ciência cujo objeto seria o Estado – isto é, o funcionamento geral de seu aparelho político – só foi possível naquele espaço que hoje conhecemos como Alemanha. Não por coincidência, foi lá que surgiram os primeiros tratados de geografia médica, sendo o primeiro deles redigido por Leonhard Ludwig Finke (1747–1837), em 1785 (Edler, 2011). Essa ciência do Estado se desmembrou, então, em uma prática médica, com o intuito de melhorar o nível de saúde da população, criando, para isso, as políticas médicas. A organização de um saber médico estatal, a normalização da profissão médica, a subordinação dos médicos a uma administração central e a integração de vários médicos em uma organização médica estatal é o que Foucault denomina *medicina de Estado*.

A medicina urbana, por sua vez, não teve como suporte as estruturas do Estado, mas sim o fenômeno da urbanização, que trouxe a reboque o problema das epidemias e a formação da política sanitária e dos modelos de quarentena. Ela não seria, portanto, uma medicina dos corpos e dos organismos, mas uma medicina das coisas: ar, água, cemitérios, matadouros, fontes, esgotos, decomposições, fermentos e condições de vida e dos meios de existência. A principal diferença em relação à medicina do Estado seria sua fragilidade perante a questão da violabilidade da propriedade privada. Contudo, se a medicina urbana perdia, em questão de poder, para o modelo alemão, superava-o em relação à sutileza de observação dos fenômenos mórbidos (Foucault, 1979).

A medicina da força de trabalho foi o último alvo da medicina social, já que o corpo dos operários foi o último objeto de medicalização. Na medicina urbana, a propriedade privada, princípio sagrado, não podia sofrer intervenção, e o povo (a plebe) não era considerado uma ameaça à saúde da população. O pobre não era analisado e esquadrinhado, como o eram os cemitérios, os matadouros e os esgotos. Somente no século XIX, o pobre surgiria como problema médico e sanitário. As razões para isso são várias. Entre elas, é possível destacar a transformação da população pobre em força política, capaz de produzir revoltas sociais. Outra razão seria a eclosão de epidemias de cólera, na década de 1830. Essas epidemias chamaram a atenção para o temor que a classe operária representava em termos políticos e sanitários. Foi a partir dessa época que se passou a dividir o espaço urbano em áreas destinadas exclusivamente às classes ricas, e outras, reservadas aos pobres. Coabitar o mesmo espaço que os pobres significava um perigo à saúde. Isso estimulou uma série de mudanças no âmbito da arquitetura e do urbanismo, com o planejamento de bairros e habitações específicas para os ricos. Assim, o poder público começou a intervir no direito da propriedade privada. Essa nova forma de medicina social surgiu inicialmente na Inglaterra, país onde ocorreu a primeira Revolução Industrial e, por consequência, o desenvolvimento do proletariado. Os reformadores sociais ingleses elaboraram um conjunto de leis que ficou conhecido como *Lei dos Pobres*, cuja finalidade era garantir assistência médica mínima a essa população, não porque tais pessoas merecessem condições de vida dignas, mas porque, caso não fossem tratadas, poderiam transmitir suas doenças aos ricos. Era, portanto, uma questão de segurança das classes dominantes e de consciência, por parte delas, dos problemas causados pela interdependência e pela circulação de pessoas no interior das cidades. Em síntese, a medicina da força de trabalho agregou elementos característicos da medicina do Estado e da medicina urbana, o que permitiu tanto a intervenção em propriedades privadas, em virtude do respaldo concedido pelo governo, quanto a implementação de ações eficazes, em razão da "minuciosidade" de suas análises. Em substância, a medicina social inglesa tinha por objetivo o controle da saúde e do corpo das classes mais pobres, no intuito de torná-las "mais aptas" ao trabalho e menos perigosas às classes ricas (Foucault, 1979).

Vejamos, agora, de que forma Foucault analisou o nascimento do hospital como instrumento terapêutico. Em sua concepção, a noção segundo a qual o hospital deveria ser considerado um instrumento destinado a curar surgiu por volta de 1780, quando foi elaborada uma série de inquéritos e de programas destinados à reforma e à reconstrução desses estabelecimentos. Desde a Idade Média, os hospitais não eram concebidos para curar, mas sim para recolher os pobres doentes e impedir que estes contaminassem outras pessoas, fornecendo-lhes, ainda, os últimos cuidados e o último sacramento. Os hospitais não constituíam, portanto, uma instituição médica, e a própria medicina não se caracterizava como prática hospitalar, mas como prática individualista. Grupos religiosos e leigos faziam a manutenção dessas instituições por meio de obras caritativas, as quais lhes garantiriam a salvação divina, o que conferia aos hospitais uma função muito mais espiritual do que material. Essas características permaneceram até o início do século XVIII, quando os primeiros hospitais passaram então a exercer uma função primordialmente médica e terapêutica (Foucault, 1979).

A organização de um saber hospitalar foi resultado de uma sucessão de observações e de registros realizados no interior dos próprios hospitais, incluindo descrições funcionais, cujos objetivos eram, por exemplo, estabelecer as relações entre fenômenos patológicos e espaciais. Nesse aspecto, foram elaboradas análises minuciosas sobre a área útil dos hospitais, o número de doentes e de leitos, a arquitetura das salas, as taxas de mortalidade e de cura, a utilização e a forma de manuseio de equipamentos e materiais, como panos, roupas e lençóis. Buscou-se anular os efeitos negativos do ambiente hospitalar, purificá-lo e livrá-lo da desordem econômica e administrativa. Os primeiros hospitais a passar por essa reforma foram os marítimos e os militares. Os hospitais marítimos constituíam o foco de contrabando por parte de traficantes, por isso a necessidade de organizá-los. Já os hospitais militares colocavam o problema dos custos de formação dos soldados. Com o surgimento do fuzil, no final do século XVII, o exército tornou-se mais técnico, e a formação de um soldado, mais custosa. Diante dessas questões orçamentárias, a vida de um soldado não poderia ser tirada por uma doença. Após tantos investimentos, o soldado não poderia morrer; caso isso ocorresse, esperava-se que fosse em plena forma e no campo de batalha.

De que maneira essa reforma e essa reorganização hospitalar foram realizadas? Tais mudanças não ocorreram a partir de uma técnica médica, mas por meio de uma tecnologia política, denominada *disciplina* (Foucault, 1979).

Aqui, a análise que Foucault faz sobre o nascimento dos hospitais modernos vincula-se com as pesquisas realizadas por ele a respeito das prisões, pois a técnica de exercício do poder, chamada de *disciplina*, é central na reflexão de ambas as instituições. Outro ponto em comum é o corpo, sobre o qual essa técnica é aplicada e exercida. Evidente que os mecanismos disciplinares existiam desde a Antiguidade, mas de maneira isolada e fragmentada. Entre os séculos XVII e XVIII, o poder disciplinar foi aperfeiçoado e transformado em uma técnica de gestão de homens: trata-se de um poder exercido sobre os corpos com o intuito de controlá-los, de treiná-los e de domesticá-los, tornando-os dóceis e úteis ao mesmo tempo, ou seja, politicamente dóceis e economicamente úteis. Aplicada nas fábricas, nos exércitos, nas escolas, nas famílias, nas prisões e também nos hospitais, essa técnica de poder configura tanto uma arte de distribuição espacial dos indivíduos, isto é, de inserção dos corpos em um espaço individualizado, quanto uma técnica de vigilância constante desses mesmos corpos – classificação, exames e registros contínuos de todas as ações, gestos e movimentos –, o que possibilita gerir e distribuir os indivíduos, analisá-los, identificá-los, ampliando ao máximo a eficácia de sua utilização. Foi justamente a introdução desses mecanismos disciplinares que tornou possível a organização e a reforma hospitalares. As razões para isso seriam as de ordem econômica: elevação dos custos de formação e de manutenção dos soldados e receio de propagação de epidemias (Foucault, 1979).

Além dos mecanismos disciplinares, Foucault argumenta que uma suposta transformação do saber médico, em termos epistemológicos, foi outro fator importante para a formação da medicina hospitalar. Em linhas gerais, ele atribui à introdução da noção de meio (oriunda da botânica de Lineu), no campo da medicina, a responsabilidade pela mudança na compreensão das doenças, que passaram a ser vistas como um fenômeno natural. A ação particular do meio (o ar, a água, a alimentação, os exercícios) sobre os indivíduos desencadearia os fenômenos de morbidez. Ora, compreendemos que isso não configura exatamente uma mudança epistemológica, uma vez que, como afirma Foucault, a noção de meio já estava presente na medicina hipocrática. Vimos, no primeiro capítulo, que essa noção de ação do meio sobre os processos patológicos já estava presente na tradição hipocrática. De maneira bastante sintética, a doença e a saúde, conforme a teoria humoral, seriam o resultado de um conjunto de fatores, como alimentação, clima, modo de vida, idade e gênero. Por isso, os gregos antigos atribuíam uma importância muito grande aos regimes, conforme o próprio Foucault descreve e analisa na *História da sexualidade 2: o uso dos prazeres*. Em todo caso, para Foucault, foram tanto as técnicas de poder disciplinar quanto a noção de meio, aplicada à medicina, que transformaram o hospital em um instrumento de cura.

E quais foram as características que esses hospitais apresentaram, a partir de então? A arquitetura hospitalar foi amplamente revista e modificada segundo o princípio disciplinar de espacialização dos indivíduos, e não mais de acordo com a forma do claustro das comunidades religiosas. Na administração hospitalar, as relações hierárquicas foram modificadas: as ordens religiosas foram substituídas por médicos. Por fim, foi formado um campo documental, de registro e de acúmulo, que permitiu ao hospital não apenas se tornar um espaço de cura, mas também, e sobretudo, de formação de saber (Foucault, 1979).

Quando os médicos assumiram a organização dos hospitais, sua presença se afirmou e se multiplicou no interior dessas instituições. As visitas médicas, que antes se limitavam a uma por dia, aumentaram a partir do século XVIII. Surgiu, então, o que Foucault denominou *médico de hospital*, figura até então inexistente, pois a função que existia antes era a do médico de consulta privada. Esses novos papéis assumidos pelos médicos na administração hospitalar, em conjunto com a sistematização de um saber produzido a partir dos registros, dos acúmulos e das observações, geraram ressonâncias sobre a formação médica. Em outras palavras, o hospital adquiriu múltiplas finalidades: a de curar, a de organizar um saber e a de servir como espaço fundamental da formação médica. Nessas circunstâncias, segundo Foucault (1979), a clínica apareceu como dimensão essencial do hospital, pensado, a partir disso, como espaço de formação e de transmissão de saber.

Na obra *O nascimento da clínica*, publicada em 1963[1], Foucault examinou as condições que possibilitaram a formação de uma experiência clínica. O século XVIII é o contexto temporal no qual a retomada do antigo tema clínico como um novo perfil do perceptível e do enunciável produziu uma mutação do saber médico. Mutação produzida graças a uma reestruturação das relações entre o visível e o invisível, que permitiu fazer "aparecer sob o olhar e na linguagem o que se encontrava aquém e além de seu domínio" (Foucault, 2008a, p. 9).

---

1 *Sobre o desenvolvimento da medicina clínica, ver também a seção "Dos humores à medicina clínica", do Capítulo I deste livro.*

Sem dúvida, é com base nesse sentido (a visão) que podemos perceber o "contorno nítido das coisas", como as lesões anatômicas de determinado órgão, e enunciá-las mediante um discurso inteligível. O olhar é fundador do indivíduo como objeto de uma linguagem científica e, portanto, da própria experiência clínica que aparece também em razão da nova distribuição dos elementos discretos do espaço corporal, da reorganização dos elementos que constituem o fenômeno patológico, da definição das séries lineares de acontecimentos mórbidos e da articulação da doença com o organismo (Foucault, 2008a).

Após esse rápido panorama a respeito de alguns dos aspectos relativos às análises de Foucault no âmbito da medicina e da saúde, vamos nos ater, na próxima seção, à discussão sobre a formação da medicina colonial, mais conhecida como *medicina tropical*.

## (5.3)
## Medicina tropical

O clima, os costumes, a fauna, a flora, bem como a população exótica e as doenças das colônias já fascinavam e, ao mesmo tempo, aterrorizavam os homens brancos europeus muito antes do século XIX. Mas, sem dúvida, foi a partir do Oitocentos que essas regiões passaram a sofrer intervenções médicas e sanitárias mais específicas, com o intuito de debelar, definitivamente, os males oriundos das terras coloniais. É importante notar que os prejuízos causados pelas mazelas tropicais aos interesses comerciais das potências imperialistas foram sentidos não somente no aspecto econômico, mas também no âmbito humano. Médicos militares lutavam contra as patologias tropicais para salvar a vida de soldados dos exércitos coloniais, vítimas dessas doenças. Além disso, os europeus que migravam para esses locais precisavam ter sua vida igualmente assegurada. Em suma, é possível afirmar que o desenvolvimento da medicina tropical teve como um de seus principais objetivos a conversão dos trópicos em um espaço habitável e seguro para os europeus.

A palavra *tropical* é polissêmica, ou seja, tem vários significados. No século XIX, o termo *tropical* podia apresentar o sentido de *colonial* e ser associado às ideias de calor, umidade e putrefação, causas que desencadeavam doenças, segundo as concepções médicas vigentes na época. Uma vez que as "febres" se tornaram um dos principais obstáculos à colonização dos trópicos, o discurso médico criou, então, uma divisão moral e física do mundo, em duas regiões com climas opostos: temperado e tropical. A invenção da tropicalidade, segundo alguns autores, só foi possível em razão da experiência que os médicos europeus vivenciaram nessas regiões "exóticas". Assim, o termo *tropical* passou a denotar uma realidade geográfica e cultural distinta, o que possibilitou a emergência de uma nova fronteira ou jurisdição médica – em outras palavras, os trópicos demarcaram, a partir de então, uma nova especialidade médica (Edler, 2010).

Além dos obstáculos impostos pelos diferentes tipos de febre ao processo de colonização, havia o problema do aclimatamento (adaptação natural do indivíduo a um clima diferente daquele de sua região de origem), sofrido pelos europeus quando de sua chegada aos trópicos. Alguns médicos acreditavam que as influências climáticas atuariam de maneira diversa no organismo humano, conforme a origem territorial e étnica do indivíduo. No entanto, para a grande maioria dos médicos que se debruçaram sobre o problema, a luminosidade, em conjunto com o calor e a umidade das regiões tropicais, causaria uma superexcitação singular nos europeus. Após um breve período de majoração do apetite e das atividades musculares, adviria um estado de intensa languidez, indolência e torpor. Esse estado era conhecido como *caquexia*, *hipoemia* ou *anemia tropical* e predispunha o estrangeiro a contrair doenças endêmicas e epidêmicas próprias do local onde se encontrasse. Para alguns médicos, quando o emigrante atingisse esse estado, estaria completamente aclimatado (Edler, 2010).

De acordo com Löwy (2006), a medicina tropical nasceu no final do século XIX, a partir da adaptação das ciências pasteurianas às doenças dos países do Sul. Sua criação é associada, em geral, à descrição das doenças transmitidas por vetores intermediários (insetos, moluscos ou vermes). De maneira mais específica, a medicina tropical se caracteriza como uma subespecialidade médica cujo principal objetivo é o controle de doenças de regiões tropicais mediante o controle de seus vetores, mobilizando, para isso, os recursos e as técnicas da microbiologia, da parasitologia, da entomologia e das pesquisas de campo dedicadas ao estudo das interações entre organismos e seu ambiente natural.

Quem fundou essa especialidade foi o inglês Patrick Manson (1844-1922), que identificou a importância dos vermes na filariose (elefantíase), preparando o caminho para os trabalhos de Ronald Ross (1857-1932) sobre o papel do mosquito na transmissão da malária (Löwy, 2006). O primeiro a levantar a hipótese de transmissão dessa doença por mosquitos, no entanto, foi Charles Louis Alphonse Laveran (1845-1922), que descobriu o protozoário *Plasmodium*, em 1880, ao examinar o sangue de um paciente com malária, em um hospital militar argelino. Inicialmente, as descobertas de Laveran suscitaram resistência e ceticismo por parte dos pasteurianos, pois o *Plasmodium* não era uma bactéria nem podia ser isolado, cultivado e inoculado em um animal, tampouco era transmitido pelo ar ou pela água. Tratava-se, assim, da primeira vez que a causa de uma doença era atribuída a um protozoário, microrganismo que necessitava de seres intermediários vivos para ser transmitido e completar seu ciclo evolutivo. As pesquisas de Laveran lançariam luz sobre a explicação etiológica de outras doenças características de países quentes, como a febre amarela e a doença do sono. Em todo caso, a relação entre vetores invertebrados e a medicina tropical nunca foi simples. A malária, por exemplo, não se limita aos trópicos; até a Segunda Guerra Mundial, ela foi um importante problema de saúde pública tanto na Itália quanto nos Estados Unidos. Outro exemplo dessa complexidade é o cólera, doença classificada como tropical, mas que, no entanto, não tem um hospedeiro intermediário (Löwy, 2006).

Embora esteja ligada ao colonialismo, a medicina tropical não pode ser reduzida a ele, uma vez que a expansão colonial é anterior ao desenvolvimento das teorias microbianas da doença. Antes da medicina tropical, a abordagem médica dominante nas colônias foi a da "medicina dos climas quentes". Essa abordagem enfatizava a aclimatação gradual dos europeus aos trópicos. Quais fatores influenciavam a aclimatação? Alimentação, mestiçagem, temperança, comedimento, afastamento das fontes de contágio e regras de higiene. O historiador Philip Courtin (1989, citado por Löwy, 2006) explica que essas regras de higiene (limpeza pessoal, limpeza das moradias, fiscalização de água e alimentos, utilização sistemática de mosquiteiros) contribuíram consideravelmente para a diminuição da mortalidade dos soldados dos exércitos coloniais, entre 1840 e 1860, antes, portanto, do advento das teorias microbianas. Essas taxas de mortalidade ficaram estabilizadas e só diminuíram no final do século XIX. O autor ainda assevera que a revolução pasteuriana teve um papel reduzido na diminuição do custo humano ligado ao deslocamento das tropas. O impacto imediato da microbiologia sobre as taxas de morbidade e mortalidade nos países tropicais não foi significativo.

Os poderes públicos das colônias viam as doenças tropicais como um obstáculo à colonização. Nos países independentes, essas doenças eram consideradas entraves ao comércio internacional e à imigração.

As epidemias que atingiam as populações das colônias desorganizavam o trabalho, sobretudo nas plantações. Em virtude disso, essas regiões tornaram-se locais privilegiados para a experimentação dos novos saberes adquiridos pela ciência – dito de outra forma, transformaram-se em laboratórios para a testagem em massa de vacinas, de antissoros e de outras técnicas de prevenção e de tratamento das doenças tropicais. Os primeiros grupos a servir de cobaia foram os trabalhadores nativos e os soldados dos exércitos coloniais. Uma vez comprovada sua eficácia, as técnicas passavam então a ser empregadas nas metrópoles. A realização desse empreendimento só foi possível, no entanto, com a criação de institutos de medicina tropical nas colônias. O Instituto Pasteur, por exemplo fundou filiais nas colônias francesas; os britânicos fizeram o mesmo: fundaram institutos em suas colônias, como o Instituto de Pesquisa Médica de Kuala Lumpur e o Instituto Bacteriológico de Bombaim (Löwy, 2006).

Para tornar os trópicos habitáveis e rentáveis aos europeus e aos norte-americanos, a medicina acadêmica ocidental precisou colocar em prática uma vigilância médica do meio ambiente tropical, além de estratégias de dominação dos corpos nativos, desenvolvidas por meio de procedimentos de higiene, padronizados pelos países imperialistas. Nessas circunstâncias, medicina e saúde pública foram instrumentos técnicos utilizados, primeiro, para conhecer os nativos e seu meio ambiente; depois, para controlá-los. Viagens, expedições, coletas de materiais biológicos e fundação de institutos de pesquisa foram alguns dos métodos adotados para exercer esse controle. A medicina tropical ainda significou para os europeus a possibilidade de abrir mão dos longos e complexos procedimentos de aclimatação. A aceitação da teoria microbiana (que não foi imediata nem linear) levou à conclusão de que, para viver nos trópicos, o homem branco europeu e o norte-americano não precisariam enfrentar esse penoso processo: bastava eliminar os vetores das doenças (Löwy, 2006).

Na perspectiva de Ilana Löwy (2006), alguns historiadores abordaram a medicina tropical a partir das técnicas médicas produzidas nos centros metropolitanos e transferidas para os países coloniais. Essa subespecialidade seria, portanto, uma simples extensão e aplicação dos estudos pasteurianos às doenças de clima quente. Outros enfatizaram as assimetrias entre a medicina ocidental e a medicina colonial, destacando o papel desempenhado pela medicina tropical nos interesses dos países imperialistas (colonos, soldados, comerciantes, plantações, indústrias e esferas de influência). Outros, ainda, apontaram as semelhanças entre as duas medicinas e o caráter bidirecional do fluxo *centro* e *periferia*: os contatos entre os médicos e pesquisadores dos centros metropolitanos com os nativos não teriam sido, necessariamente, unilaterais; na visão dessa corrente historiográfica, portanto, a resistência dos habitantes locais e suas práticas de saúde teriam influenciado as práticas metropolitanas. O fato é que, se havia, por um lado, resistência popular à medicina ocidental, por outro, articulava-se um intercâmbio de fatos e teorias médicas entre a cultura autóctone e a cultura metropolitana. Independentemente das clivagens existentes entre as diferentes interpretações, alguns pontos em comum podem ser observados, como a afirmação de que a medicina tropical adotou, sem dúvidas, o modelo médico ocidental.

No Brasil, duas escolas, ou abordagens, do estudo das doenças tropicais se desenvolveram no século XIX. Uma, no Rio de Janeiro, e a outra, na Bahia, onde o médico alemão Otto Wucherer (1820-1874) desenvolveu pesquisas sobre o papel do verme *Anchylostomum duodenale* na produção da anemia. Esses trabalhos dariam ensejo à formação da Escola Tropicalista Baiana, que ficou ativa entre 1866 e 1890 e cujos trabalhos foram publicados na *Gazeta Médica da Bahia*.

Além de Otto Wucherer, integraram essa escola os pesquisadores Júlio de Moura (1839-1892), Pedro Severiano de Magalhães (1850-1927) e José Francisco da Silva Lima (1826-1910). Suas pesquisas estavam voltadas, principalmente, para doenças causadas por parasitas, como a filariose e a ancilostomíase. Os médicos da Escola Tropicalista rejeitaram o determinismo climático e racial, presente no pensamento médico europeu da época, que enxergava nos trópicos um espaço de degenerescência dos seres humanos (Löwy, 2006).

Para compreender a formação da medicina tropical, é preciso articular, de maneira analítica, tanto questões de ordem interna quanto de ordem externa às ciências[2]. O contexto cultural da época (Imperialismo) permite compreender as razões pelas quais a nova especialidade médica foi identificada como uma disciplina das colônias, e não das metrópoles. O problema surgiu em função da política colonialista e do aumento da circulação comercial e imigratória, o que despertou a necessidade de compreender por que certas doenças estariam circunscritas a determinadas regiões do globo. Internamente, as dinâmicas socioprofissionais inerentes aos médicos envolvidos no processo de construção dessa nova especialidade, e que atuavam nas periferias dos impérios, possibilitam observar a forma como ocorreu a disputa em torno da tentativa de diferenciação e de produção de um saber distinto e exclusivo em relação àquele já consolidado e estabelecido nas metrópoles. Os médicos das colônias e dos países tropicais esforçaram-se no intuito de afirmar não só a originalidade de seus conhecimentos e a especificidade de suas práticas, mas também da própria patologia e terapêutica dos trópicos (Edler, 2010).

2 *Sobre o internalismo e o externalismo, ver o Capítulo 1 deste livro.*

Com um estatuto complexo, a medicina tropical, de modo ambíguo, permitiu aos cientistas locais o reconhecimento internacional, ao mesmo tempo em que lançou luz sobre a condição precária da saúde pública das colônias e dos países do Hemisfério Sul, realçando as diferenças que os separavam dos países desenvolvidos. A medicina tropical constituiu, assim, um meio de homogeneizar, civilizar e modernizar as populações dos países coloniais, adaptando-as às exigências da economia mundial. Em síntese, o objetivo primordial da medicina tropical foi o de tornar os trópicos habitáveis e rentáveis para europeus e norte-americanos (Löwy, 2006).

## Síntese

Desde a tradição hipocrática até o advento da fisiologia como disciplina autônoma, o discurso médico tratou o corpo da mulher, primordialmente, do ponto de vista da reprodução e do sexo. Na medicina humoral e galênica, o orgasmo feminino tinha um papel fundamental para a concepção, a qual não seria concretizada sem o prazer. A partir do século XIX, o gozo feminino deixou de ser considerado útil, passando a ser compreendido, desde então, como desnecessário à fecundação. A função e os papéis da mulher na sociedade foram alterados com as mudanças de paradigmas das ciências médica e biológica. Essas funções diziam respeito tanto à perpetuação da espécie quanto à formação de uma população saudável. Essas mudanças coincidiram com a ascensão de um discurso específico sobre o sexo, que Foucault denominou de *dispositivo de sexualidade,* e também com o que ele designou como *medicalização da família e da sociedade.*

Segundo a perspectiva foucaultiana, com o desenvolvimento do capitalismo, no fim do século XVIII e início do XIX, deu-se a passagem de uma medicina de caráter privado para uma medicina coletiva.

Desse modo, Foucault procurou reconstituir as três etapas de formação da chamada *medicina social*. Essas etapas seriam caracterizadas pela medicina de Estado, pela medicina urbana e pela medicina da força de trabalho. A ciência do Estado, desmembrada em uma prática médica, criou a medicina de Estado. A medicina urbana, por sua vez, concentrou-se nos fenômenos de urbanização e nos problemas relativos à circulação do ar e das águas, à disposição de cemitérios e matadouros. Por fim, a medicina da força de trabalho teve como alvo o corpo do operário e a pobreza, transformados, no século XIX, em problemas médicos e sanitários.

Evidenciamos, ainda, que Foucault interpretou o nascimento do hospital como instrumento terapêutico e pudemos compreender de que forma as técnicas disciplinares, a ciência dos "meios" e a medicina clínica contribuíram, de maneira decisiva, para a formação da medicina hospitalar.

Na última seção, destacamos que os trópicos passaram a exigir maior atenção das potências imperialistas a partir do século XIX, em função de interesses comerciais e políticos. Mostrava-se necessário, portanto, converter os trópicos em um espaço seguro e habitável para tropas militares e imigrantes europeus. A medicina tropical contribuiu nesse sentido, ao controlar as doenças das regiões tropicais mediante a manipulação de seus vetores, tendo mobilizado, para isso, os recursos e as técnicas da microbiologia, da parasitologia, da entomologia e das pesquisas de campo dedicadas ao estudo das interações entre organismos e ambiente natural.

No próximo capítulo, vamos discutir a origem dos principais organismos internacionais de saúde e problematizar a relação entre saúde pública, fronteiras estatais e guerras contemporâneas.

## Atividades de autoavaliação

1. A respeito do discurso médico sobre o corpo feminino, assinale a alternativa **incorreta**:
   a) Para Aristóteles, a mulher era simplesmente um vaso destinado a receber a semente do homem.
   b) Na tradição grega da Antiguidade, a natureza havia reservado às mulheres o papel de *parceiro-objeto*, ou seja, objeto do prazer do outro.
   c) A ciência médica moderna passou a enfatizar cada vez mais a importância do orgasmo feminino para a geração de uma nova vida.
   d) A medicina hipocrática estabelecia uma fisiologia do prazer e uma homologia anatômica entre homens e mulheres.
   e) A demonstração da inutilidade do orgasmo feminino para a procriação levou à desconsideração do prazer das mulheres.

2. Sobre as funções exigidas das mulheres por determinados discursos, principalmente o médico, assinale a alternativa correta:
   a) O discurso médico moderno, em sintonia com o discurso jurídico, propugnou o aborto como direito legítimo das mulheres.
   b) Segundo o discurso médico do século XIX, a responsabilidade pela família não poderia ser atribuída à mulher.
   c) Alguns médicos e intelectuais brasileiros do século XIX e início do XX defendiam a superioridade física e mental das mulheres.

d) Durante muito tempo no Brasil, a educação das mulheres esteve em sintonia com as funções e os papéis que a sociedade exigia delas.
e) No Brasil, a família foi irrelevante para os discursos médico, jurídico e político.

3. Com relação às análises de Michel Foucault sobre a saúde e a medicina, assinale a alternativa correta:
   a) Foucault situa o nascimento da medicina moderna e científica no final do século XIX.
   b) Segundo Foucault, com o desenvolvimento do capitalismo no fim do século XVIII e início do XIX, ocorreu a passagem de uma medicina de caráter coletivo para uma medicina privada e individualista.
   c) De acordo com Foucault, a medicina de Estado seria caracterizada pela medicina social, pela medicina urbana e pela medicina da força de trabalho.
   d) Na Idade Média, os hospitais eram concebidos para curar, e não para recolher os pobres doentes e simplesmente impedir que estes contaminassem outras pessoas.
   e) Conforme assevera Foucault, foi a introdução dos mecanismos disciplinares o que tornou possível a organização e a reforma hospitalares.

4. No tocante à medicina colonial, ou tropical, assinale a alternativa correta:
   a) No século XIX, o termo *tropical* podia ter o sentido de *colonial* e ser associado, ainda, com as ideias de calor, umidade e putrefação.
   b) Não foi objetivo da medicina tropical a conversão dos trópicos em um espaço habitável e seguro para os europeus.

c) O aclimatamento não foi um obstáculo à adaptação dos europeus aos trópicos.
d) As doenças tropicais auxiliaram no processo de colonização das potências imperialistas.
e) A medicina tropical nasceu no final do século XIX a partir da adaptação da fisiologia às doenças dos países do Sul.

5. Ainda sobre a medicina tropical, assinale a alternativa **incorreta**:
a) A medicina tropical caracteriza-se como uma subespecialidade médica cujo principal objetivo é o controle de doenças de regiões tropicais mediante o controle de seus vetores.
b) A medicina tropical foi fundada por Ronald Ross, que identificou a importância dos vermes na filariose (elefantíase).
c) O primeiro a levantar a hipótese de transmissão da malária por mosquitos foi Charles Louis Alphonse Laveran (1845-1922), que descobriu o protozoário *plasmodium*, em 1880.
d) Antes da medicina tropical, a abordagem médica dominante nas colônias era a "medicina dos climas quentes".
e) A medicina tropical está ligada ao colonialismo, mas não pode ser reduzida a ele, uma vez que a expansão colonial é anterior ao desenvolvimento das teorias microbianas da doença.

## Atividades de aprendizagem

### Questões para reflexão

1. Discuta com seu grupo de estudos se o aborto, nos dias atuais, seria, ou não, uma questão de saúde pública. Fundamente seus pontos de vista em pesquisas científicas produzidas por especialistas reconhecidos nacional ou internacionalmente.

2. Reflita sobre os mecanismos, os dispositivos e as tecnologias de controle e de disciplina dos corpos adotados nos dias atuais por instituições, como empresas, hospitais e escolas. Verifique se essas tecnologias disciplinares ainda são as mesmas descritas por Michel Foucault ou se sofreram alguma modificação. Em caso afirmativo, indique quais foram essas mudanças. Apresente e discuta os resultados com seu grupo de estudos.

### Atividade aplicada: prática

1. Faça uma pesquisa sobre a formação e o desenvolvimento dos principais movimentos feministas. Explique como esses movimentos foram introduzidos no Brasil e aponte suas principais características, demandas, críticas e/ou contradições.

Capítulo 6

# Saúde como questão internacional em perspectiva histórica e relacional na Era Contemporânea

Neste capítulo, propomos estabelecer um quadro geral a respeito da saúde pública em perspectiva histórica e global.

Por conseguinte, na primeira seção, apresentaremos as razões, os meandros e as articulações que levaram à criação de organizações sanitárias internacionais, como a Organização Pan-Americana da Saúde (OPAS) e a Organização Mundial da Saúde (OMS).

Na segunda seção, discutiremos a importância da saúde pública para a manutenção das populações dos Estados nacionais e a necessidade de proteção das fronteiras desses Estados diante das ameaças epidêmicas. Analisaremos como essas ameaças estimularam a criação de congressos sanitários internacionais voltados, entre outras razões, para o estabelecimento de normas sanitárias padronizadas e generalizantes, capazes de garantir, com segurança, o fluxo de mercadorias e imigrantes nos portos e nas cidades dos países participantes.

Na terceira e última seção, examinaremos os avanços e os problemas suscitados pelos conflitos bélicos mundiais no âmbito da medicina e da saúde públicas. Abordaremos, por exemplo, a disseminação de doenças tropicais durante as guerras mundiais e a questão do uso de armas biológicas e de experimentos realizados em seres humanos durante a ocorrência desses eventos.

## (6.1)
## Organizações internacionais de saúde

As primeiras tentativas de elaborar um conjunto de medidas sanitárias mais amplas, tanto em termos nacionais quanto internacionais, puderam ser observadas nas formações de cordões sanitários e quarentenas marítimas, na Europa, durante a Idade Média. Essas medidas, todavia, não foram capazes de evitar a Peste Negra, que assolou o continente europeu no século XIV e ensejou a criação, em Veneza, de um conselho sanitário responsável por colocar em prática medidas de isolamento e de quarentena, as quais foram estendidas a outras cidades europeias (Cueto, 2007).

Alguns séculos mais tarde, mais precisamente, na segunda metade do século XVIII, nova tentativa de formar uma organização sanitária internacional ocorreu na região em que hoje é a Alemanha. Em 1776, Johann Peter Frank (1745-1821) escreveu uma "Carta de Convite aos Eruditos", direcionada aos homens cultos dos estados alemães e de outros países. Nessa carta, Frank propugnava a necessidade de regulamentação do licenciamento dos médicos, de acordo com modelos internacionais, e a urgência da troca de informações sobre saúde. Sua tentativa, no entanto, fracassou. Os esforços para controlar as doenças, de maneira mais sistemática e organizada, em âmbito internacional, só ocorreriam no século XIX (Rosen, 1994).

A partir da segunda metade do século XIX, tiveram lugar intensas transformações sociais e econômicas, decorrentes, entre outros fatores, da Segunda Revolução Industrial, dos imperialismos, das migrações humanas em massa e da formação de novos e mais centralizados Estados-nações. A hegemonia das grandes potências europeias assumiu, então, múltiplas formas, seja em termos científicos, seja em termos industriais ou comerciais. A Europa exportou para todo o mundo conhecimento científico e tecnológico, homens de negócios, comerciantes, imigrantes, carvão, ferro e aço. A introdução de novos produtos e de novas atitudes em diferentes países modificou e, ao mesmo tempo, uniformizou os modos de vida. Tanto a hegemonia financeira quanto a hegemonia comercial da Europa não teriam sido possíveis sem as inovações empreendidas na área de transportes e comunicação. A construção de canais transoceânicos e a expansão da malha ferroviária intensificaram e facilitaram a circulação de pessoas e de mercadorias. As exportações de capital também aumentaram.

Em 1914, somente as aplicações britânicas no exterior totalizaram 93 bilhões de franco-ouro. Esses investimentos, aliados à supremacia militar dos países capitalistas, propiciaram a criação das chamadas *zonas de influência*, isto é, uma forma indireta de penetrar e dominar países estratégicos tanto para a importação de matéria-prima e produtos agrícolas quanto para a obtenção de mercado consumidor de produtos manufaturados. Entre 1875 e 1915, a maior parte do mundo foi formalmente dividida, anexada e administrada como colônia por um reduzido número de Estados-nações, entre os quais podemos destacar Grã-Bretanha, França, Alemanha, Bélgica, Holanda, EUA e Japão (Hobsbawm, 2003, 2015a, 2015b). Outro aspecto dessas transformações operadas em escala global foram as consequências ou os efeitos negativos, como as epidemias que fustigaram a população de cidades, comunidades e países ao redor do planeta. A abertura de novos canais de comunicação e de transporte facilitou a propagação de doenças, entre elas, o cólera, a varíola e a febre amarela. Cidades portuárias, como Hamburgo, Havana, Buenos Aires e Rio de Janeiro, foram consideradas, no decorrer do século XIX e no início do século XX, potentes focos de disseminação epidêmica.

Em função da intensificação da circulação de mercadorias, de pessoas e de capitais, foram elaboradas tentativas de acordos sanitários entre diversos países, com o intuito de conter os problemas decorrentes desse processo, isto é, a disseminação de doenças infecciosas e a consequente ameaça que isso representava para a segurança das populações e para as atividades do comércio marítimo. Em 1833, o soberano do Egito, Mehemet Ali, criou um conselho sanitário, chefiado por uma Comissão de Saúde Consular, com representantes de vários países da Europa. O Conselho, que atuou até 1839, tinha como objetivo proteger os países europeus e cuidar dos problemas de quarentena e de higiene internacional. Em 1834, Segur de Peyron, inspetor do serviço sanitário francês, propôs, sem sucesso, a criação de uma conferência sanitária internacional. Houve ainda outra tentativa de formar uma organização sanitária internacional, dessa vez, por parte do governo turco, na cidade de Constantinopla, em 1839. A intenção era regular as quarentenas, que tantos prejuízos causavam ao comércio marítimo. Chegaram a ser criadas normas para promover o livre intercâmbio entre os países europeus e a Turquia, porém o modelo quarentenário proposto não se mostrou eficiente (Rosen, 1994).

Somente em 1845, o governo da França tomou a iniciativa de organizar a primeira conferência sanitária internacional, inaugurada em 5 de agosto de 1851. A Conferência, contudo, não gerou resultados duradouros. Apesar da participação de vários países, apenas França, Portugal e a região da Sardenha (Reino de Itália a partir de 1861) ratificaram a convenção estabelecida durante a reunião. Essa convenção foi a primeira tentativa de elaboração de um código sanitário em termos globais. Apesar dos ínfimos resultados da conferência, a pandemia de cólera, iniciada em 1863, e a abertura do Canal de Suez, em 1869, colocaram em relevo os problemas internacionais de saúde. Novas conferências foram realizadas nos anos seguintes em Paris (1859), em Constantinopla (1866) e em Viena (1874), embora, todas elas, com resultados igualmente escassos (Rosen, 1994).

Apesar dos resultados limitados dessas conferências, encontros de caráter internacional continuaram a ocorrer durante o século XIX e foram importantes para propiciar a formação das futuras organizações internacionais de saúde. Em 1893, um desses encontros, realizado na cidade de Dresden, foi importante para o reconhecimento das atividades internacionais de vigilância epidemiológica. Em 1897, nova reunião, dessa vez em Veneza, colocou como pauta principal a ameaça representada pela peste bubônica, que havia ressurgido em Hong Kong, em 1894, e se espalhado por inúmeras regiões do mundo. Em 1903, durante a realização da XI Conferência Sanitária Internacional, organizada em Paris, foi assinado um acordo, conhecido como "Convenção de Paris", que buscava regular o tráfego marítimo e sistematizar medidas preventivas contra o cólera e a peste bubônica. Em 1907, uma nova conferência com representantes de países, como o Brasil e os Estados Unidos, entre outros, criou a Repartição Internacional de Higiene Pública, primeira organização de saúde internacional europeia, com relativa estabilidade, e que perdurou até a Segunda Guerra Mundial; ficou conhecida como "Repartição de Paris" e agregou autoridades sanitárias de 55 Estados (Cueto, 2007).

Outra organização, criada no fim da Primeira Guerra Mundial, em virtude do receio de que uma epidemia de tifo pudesse alastrar-se pela Europa, foi o Comitê de Higiene. A reunião que deu origem ao Comitê foi realizada em Londres, no ano de 1920. Com sede em Genebra e uma orientação mais global do que a Repartição de Paris, o Comitê realizava relatórios epidemiológicos semanais e chegou a constituir comissões especializadas em determinadas doenças; além disso, ofereceu bolsas de estudo e de intercâmbio em universidades europeias; tentou controlar o comércio internacional e o consumo de ópio; e promoveu novas ideias, como a higiene industrial e a nutrição. Assim como a Repartição de Paris, o Comitê de Higiene chegou ao fim durante a Segunda Guerra Mundial. Ambas as instituições não obtiveram apoio unânime e permanente dos países americanos (Cueto, 2007).

Na próxima seção, discutiremos a formação da Organização Pan-Americana de Saúde.

### 6.1.1 Organização Pan-Americana de Saúde

No continente americano, a ideia de criação de uma organização internacional de saúde começou a ser difundida no final do século XIX. Esse interesse passou a ser perceptível na V Conferência Sanitária Internacional, realizada em 1881, em Washington. Em 1888, o Congresso Sanitário Americano, ocorrido em Lima, recomendou a notificação recíproca de doenças, por parte dos países, e a elaboração de uma minuta relativa a um acordo internacional. Estabeleceu, ainda, regras gerais para a profilaxia do cólera e da febre amarela e também para a organização e o funcionamento de lazaretos, quarentenas e desinfecções. Até o fim do século XIX, a maioria das cidades dos Estados Unidos, da América Latina e do Caribe contavam apenas com uma junta de saúde, no âmbito municipal ou estadual; essas juntas, que só entravam em ação durante a ameaça de uma epidemia, dispunham de recursos econômicos escassos e seus funcionários não se dedicavam em tempo integral (Cueto, 2007).

A I Conferência Internacional Americana, ocorrida em Washington, entre 1889 e 1890, contribuiu para a institucionalização do pan-americanismo. Nessa conferência, 18 nações resolveram fundar a União Internacional das Repúblicas Americanas. Essa nova entidade instituiu sua sede em Washington e estabeleceu vínculos com a saúde pública das Américas. A II Conferência Internacional Americana foi realizada entre outubro de 1901 e janeiro de 1902 na Cidade do México e contou com a participação de 15 países americanos. O Brasil não esteve presente. A Conferência aprovou oito resoluções que foram reunidas sob o título de "Polícia Sanitária". Essas resoluções diziam respeito a reformas do sistema de quarentenas, a saneamento dos portos e à notificação de doenças, como febre amarela, cólera, peste bubônica. Uma dessas resoluções foi a elaboração de um projeto para a formação de uma Repartição Sanitária Internacional, destinada a redigir acordos e normas em benefício de todos os países. É possível entender que essa conferência realizada na cidade do México representou a origem da I Convenção Sanitária Internacional das Repúblicas Americanas, evento responsável pela criação do que hoje conhecemos como Organização Pan-Americana da Saúde. A Convenção foi organizada no Hotel New Willard, em Washington, no começo de dezembro de 1902, e contou com a participação de 27 representantes de 12 países: Chile, Costa Rica, Cuba, Equador, El Salvador, Guatemala, Honduras, México, Nicarágua, Paraguai, EUA e Uruguai. Durante o encontro, foi decidida a criação de um órgão executivo, que seria chamado de Repartição Sanitária Internacional. No que diz respeito às resoluções, destacam-se a decisão de adaptar as medidas de quarentena aos novos conhecimentos acerca do papel dos mosquitos na disseminação de doenças e a ênfase no extermínio de ratos, na remoção de lixo e no controle das fontes de água potável para a prevenção da febre tifoide e da peste bubônica, respectivamente (Cueto, 2007).

A II Convenção Sanitária Internacional também ocorreu em Washington, em 1905, no mesmo hotel em que foi realizada a convenção anterior. Na época, os programas contra a febre amarela estavam obtendo êxito em Cuba, no México, no Panamá e em Nova Orleans. Nessa reunião, foi redigida a Convenção Sanitária de Washington de 1905, que se tornou a precursora do Código Sanitário Pan-Americano, adotado em Havana, quase duas décadas depois, no âmbito da VII Conferência Sanitária Pan-Americana. A III Convenção Sanitária Internacional aconteceu em 1907, na cidade do México, e contou com a participação do Brasil, cuja delegação foi chefiada por Oswaldo Cruz, que havia participado, dias antes, de uma reunião com o presidente dos Estados Unidos, Franklin D. Roosevelt, em Washington. Cruz garantiu a Roosevelt que a esquadra norte-americana poderia desembarcar no Rio, em pleno verão, sem receio algum da febre amarela. Em 1910, na IV Convenção Sanitária Internacional, realizada em São José, na Costa Rica, ficou estipulado que os próximos encontros seriam denominados *conferências* e não mais *convenções*. Assim, a V Conferência Sanitária Internacional aconteceu em Santiago do Chile, em 1911. A periodicidade com que esses encontros vinham ocorrendo começou a declinar a partir de 1915, quando passaram então a enfrentar maiores dificuldades para sua realização (Cueto, 2007).

Na conferência ocorrida no Chile, as resoluções não ficaram restritas ao aprimoramento das medidas de saúde dos portos; algumas delas versaram sobre o abastecimento de água potável, a adoção de atestados de óbito emitidos por médicos, a criação de comissões permanentes sobre a tuberculose, o levantamento de dados estatísticos sobre a lepra, a regulamentação da prostituição, o controle sanitário dos gêneros alimentícios e a adoção de estratégias de profissionalização dos médicos no exercício de cargos públicos. Em virtude dos desdobramentos da Primeira Guerra Mundial, a próxima Conferência Sanitária Internacional seria realizada somente em 1920, na cidade de Montevidéu. Em 1923, durante uma reunião no Chile, ficou decidido que o nome "Conferência Sanitária Internacional" seria substituído por "Conferência Sanitária Pan-Americana"; a Repartição Sanitária Internacional, por sua vez, passou a ser designada de Repartição Sanitária Pan-Americana (Cueto, 2007).

Em 1947, durante a I Reunião do Conselho Diretor da Organização Sanitária Pan-Americana, em Buenos Aires, foi aprovada a Constituição da Organização Sanitária Pan-Americana. Em sua terceira reunião, empreendida em 1949, na cidade de Lima, no Peru, o Conselho Diretor da Organização Sanitária Pan-Americana aprovou a minuta de um acordo com a Organização dos Estados Americanos

(OEA). Assinado em 1950, esse acordo conferiu nova designação à Organização Sanitária Pan-Americana, a partir de então reconhecida como Organização Especializada Interamericana. A autonomia e a flexibilidade da instituição aumentaram, e seus laços oficiais foram mantidos; além disso, estipulou-se que ela aconselharia a OEA nos assuntos relacionados à saúde pública e à assistência médica (Cueto, 2007).

No início da década de 1950, o trabalho da organização estava dividido entre três órgãos diretivos: Conferência Sanitária Pan-Americana, Conselho Diretor e Comitê Executivo. As principais áreas do trabalho e do orçamento estavam concentradas na sede, no trabalho de campo e na organização das ações por zonas. Existiam seis zonas: Zona I (Estados Unidos e Canadá); Zona II (México, Cuba, Belize, República Dominicana e Haiti); Zona III (Costa Rica, El Salvador, Guatemala, Honduras, Nicarágua e Panamá); Zona IV (Bolívia, Colômbia, Equador, Peru e Venezuela); Zona V (Brasil) e Zona VI (Argentina, Chile, Paraguai e Uruguai). A organização por zonas descentralizou as ações executadas pela organização, ampliando a eficiência das decisões e da distribuição de recursos. Durante a XV Conferência Sanitária Pan-Americana, realizada em San Juan, Porto Rico, em 1958, ficou estabelecido que o nome da Organização Sanitária Pan-Americana seria alterado para Organização Pan-Americana da Saúde (OPAS). Na prática, essa alteração tinha como objetivo conferir nova visão do caráter e da natureza das atividades daquela instituição e conquistar maior apoio do público em geral (Cueto, 2007).

Vejamos, na próxima seção, como ocorreu a formação da Organização Mundial da Saúde (OMS).

### 6.1.2 Organização Mundial da Saúde

Após a Segunda Guerra Mundial, surgiram várias instituições de caráter internacional, tais como o Banco Mundial, em 1944, e a Organização das Nações Unidas (ONU), em 1945. Essas instituições tinham inúmeros objetivos, entre os quais, evitar novos conflitos e assegurar a consolidação da nova ordem mundial. No que dizia respeito à saúde, muitos países afirmavam a necessidade de criação de uma entidade com caráter intergovernamental e de abrangência global. Assim, em 1945, durante a Conferência das Nações Unidas sobre Organização Internacional, realizada em São Francisco, Estados Unidos, os governos do Brasil e da China propuseram o estabelecimento de uma nova e autônoma organização internacional de saúde. A proposta foi aprovada e, no ano seguinte, durante a Conferência Mundial de Saúde, em Nova Iorque, foi autorizada a elaboração de uma constituição para a Organização Mundial de Saúde (OMS), que entrou em vigor no dia 7 de abril de 1948, que passou a ser considerado o "Dia Mundial da Saúde". Em sua primeira assembleia, ocorrida em Genebra, na Suíça, 59 governos tornaram-se membros da OMS (Matta, 2005). A antiga União Soviética e vários países comunistas, na época, não integraram a organização, pelo menos entre os anos de 1949 e 1956. A República Popular da China ficou excluída das Nações Unidas até o início da década de 1970, passando a integrar a OMS apenas em 1973 (Cueto, 2007). A unificação das diversas instituições sanitárias internacionais no que hoje constitui a OMS não foi um processo simples. A OPAS, que, como vimos, já estava em atividade desde 1902 e contava com estrutura e orçamento superiores aos da OMS, reivindicava sua autonomia; a OMS, porém, contava com o respaldo das Nações Unidas. Nessas circunstâncias, em julho de 1948, no âmbito da II Assembleia Mundial de Saúde, o então diretor-geral da OMS, Brock Chisholm, e o diretor da OPAS, na época, Fred Soper, firmaram um acordo segundo o qual a OPAS, sem perder sua identidade, seria convertida em Oficina Regional para as Américas da OMS (Matta, 2005).

No início, a OMS buscou rever os acordos sanitários internacionais; posteriormente, repensou e redefiniu suas relações com os países-membros da organização. Em 1969, após a uniformização das classificações de doenças, foram instituídos os Regulamentos Internacionais de Saúde. Os principais alvos desses regulamentos foram as enfermidades, como cólera, peste, varíola e febre amarela. As relações políticas entre a OMS e seus países-membros começaram a ser revistas em 1973. Havia uma grande insatisfação em relação aos sistemas de saúde. Diante dessas críticas, as autoridades sanitárias reunidas na 26º Assembleia Mundial de Saúde decidiram que a OMS deveria apenas contribuir com os países-membros no desenvolvimento de sistemas nacionais de saúde. Nos anos seguintes, a organização lançaria programas e projetos com o apoio de comunidades científicas e acadêmicas, de organismos internacionais, como a ONU, e de instituições públicas e privadas. O intuito dessas parcerias era mudar a visão que se tinha sobre a organização. Buscava-se conferir à OMS uma imagem de entidade não apenas assistencial, mas, sobretudo, responsável por idealizar políticas e estratégias sanitárias e sociais (Matta, 2005).

A instância principal de decisão da OMS é a Assembleia Mundial de Saúde, constituída por 191 delegações de seus países-membros, as quais se distribuem em seis escritórios regionais: Escritório para a América; Escritório Regional para a Europa; Escritório Regional para a África; Escritório Regional para o Mediterrâneo Oriental; Escritório para o Sudoeste da Ásia e Escritório Regional para o Pacífico Ocidental. Além de eleger o diretor-geral da OMS, a Assembleia determina a política da organização, supervisiona seu financiamento e avalia e aprova os programas orçamentários e os relatórios do grupo executivo. Esse grupo, formado por técnicos da área de saúde, tem como função instruir a assembleia e efetivar as decisões tomadas por ela. Com relação ao financiamento, a OMS é mantida tanto por contribuições dos países membros quanto por contribuições voluntárias, além de doações e incentivos (Matta, 2005).

Nas próximas seções, discutiremos as relações entre saúde, processos migratórios e fronteiras estatais.

# (6.2) Saúde, Estado e controle de fronteiras

## 6.2.1 População

O papel do Estado como garantidor de assistência médica e sanitária começou a ser delineado a partir do surgimento de um fenômeno bastante específico, denominado *população*. Por volta do século XVIII, a população, como objeto científico, passou a ser fundamental para o crescimento e para a manutenção dos Estados nacionais. "Homens de ciência" e reformadores sociais chegaram a um consenso segundo o qual a responsabilidade pela saúde da população caberia ao Estado, pois uma população sadia e em crescimento ampliava as riquezas e o poder da nação (Rosen, 1994). Por conseguinte, uma série de conhecimentos começaram a ser exigidos para que essas comunidades pudessem ser conhecidas, analisadas e esquadrinhadas, com o objetivo não só de melhorar a administração dessas populações, mas também de extrair delas o máximo possível de benefícios econômicos e políticos. Entre esses conhecimentos, destaca-se a estatística.

Para Foucault (2008b), as estatísticas estão relacionadas a um problema demográfico e econômico. A partir do século XVII, o conhecimento das "coisas" tornou-se mais importante do que o conhecimento das leis. Esse conhecimento das coisas, que diria respeito à própria realidade do Estado, é o que Foucault denomina *estatística*, ou seja, a ciência do Estado, o conhecimento dos recursos e das forças que o caracterizam. Foucault cita como exemplos as medidas de mortalidade e de natalidade, além das riquezas que um Estado possui – minas, florestas, impostos, balança comercial e estimativa das riquezas que circulam. Trata-se, assim, de um conjunto de conhecimentos técnicos que formariam, afinal, um aparelho administrativo, o qual seria, ao mesmo tempo, um aparelho de saber essencial para o exercício do poder. Em outras palavras, um conjunto de práticas e saberes que orientam a forma como o Estado deve agir, governar e se relacionar com a população.

O crescimento demográfico exigiu a ampliação gradativa da atuação do Estado no controle das populações, em especial, no âmbito sanitário. Por outro lado, as transformações tecnológicas tornaram as práticas e os saberes científicos mais sutis e eficazes. Vimos que a medicina de Estado, de caráter coletivo, foi formada no século XVIII, na região onde hoje é a Alemanha. Na França, a melhoria das condições sanitárias figurou entre as principais reivindicações da população na Revolução de 1789. Em virtude disso, a saúde pública foi considerada dever do Estado no decurso do século XIX. Foi durante esse mesmo século que o governo britânico assumiu a responsabilidade pela saúde da população, na tentativa de minimizar as consequências negativas da economia industrial urbana. Na Inglaterra do século XVIII, a saúde pública era um problema de associações locais voluntárias e filantrópicas. Em todo caso, o grau de envolvimento do Estado nas questões de saúde pública variou conforme os países; não foi, portanto, um processo linear (Pickstone, 2008). Mais recentemente, entre as décadas de 1980 e 1990, com a ascensão do neoliberalismo e a imposição dos modelos de gestão empresarial e concorrencial à esfera pública, o papel do Estado como responsável pela saúde da população passou, cada vez mais, a ser criticado e revisto por muitos países que se dobraram a essa lógica privatista.

Vejamos, a seguir, como as epidemias e os processos migratórios em massa representaram um problema para a segurança das fronteiras territoriais dos países e foram determinantes para a realização dos congressos sanitários internacionais.

### 6.2.2 Fronteiras, congressos e imigração

Uma das doenças mais marcantes do século XIX foi o cólera. Até então restrito ao continente asiático, onde existiu de modo endêmico, principalmente em países como a Índia, expandiu-se por todo o Ocidente, com a colonização britânica, o aumento do comércio marítimo, as guerras e os deslocamentos migratórios. A doença despertou atenção das nações ocidentais europeias somente na década de 1810, quando tropas inglesas foram dizimadas em territórios indianos.

A primeira pandemia de cólera, ocorrida entre os anos de 1817 e 1823, não afetou drasticamente o continente europeu, já que se limitou a regiões da China, do Japão e a partes do Leste Asiático, de Madagascar e da Costa Leste africana. A moléstia varreria a Europa apenas na segunda pandemia, que perdurou de 1826 a 1837 e causou sérios distúrbios nos âmbitos social e econômico, tendo atingido, ainda, o Norte da África e a Costa Leste da América do Norte. Esse acontecimento expôs, definitivamente, os perigos relativos à transmissibilidade da doença e criou uma consciência a respeito da necessidade de desenvolvimento e de adoção de práticas de controle mais amplas e generalizadas. Seu impacto em termos psicológicos, sociais e mercantis ainda foi relevante na terceira (1841-1859) e na quarta (1863-1875) pandemias. Os efeitos do cólera no Ocidente declinaram somente a partir da quinta pandemia (1881-1896); na sexta e na última delas, a moléstia voltou a ficar restrita ao continente asiático (1899-1923) (Evans, 1996).

A importância assumida pelas doenças epidêmicas na segunda metade do século XIX obrigou muitos países a reorganizar suas estruturas de saneamento e de higiene pública. Na América do Sul, esse processo colocou não apenas a reformulação do comércio, mas também a reestruturação da saúde dos portos no centro dos projetos de modernização e de centralização da vida política dos países latino-americanos. Na Inglaterra, por razões comerciais e políticas, as quarentenas ficaram fora de questão. Naquele país, o estabelecimento da autoridade sanitária, em 1872, constituiu o último elo da estratégia de organização sanitária. Essa estrutura preventiva montada pelo governo britânico obteve sucesso em evitar a importação de doenças contagiosas e regular as condições sanitárias de seus portos. O sistema foi reforçado em 1875, com a aprovação do ato de saúde pública responsável por conceder amplos poderes às autoridades sanitárias, com o intuito de regular a notificação e o isolamento compulsório de doentes acometidos por doenças pestilenciais. Embarcações e habitações dos distritos sanitários ficariam sujeitas, a partir de então, à desinfecção obrigatória. As reações dos capitães e de suas tripulações diante dessas medidas foram semelhantes àquelas suscitadas durante a adoção de práticas quarentenárias, pois esses grupos enxergavam em tais medidas uma ameaça aos negócios e à liberdade. O governo, no entanto, não deu ouvidos às queixas desses grupos sociais e optou, em 1885, por ampliar os poderes das autoridades sanitárias portuárias. A base, portanto, do sistema de defesa britânico contra o cólera, colocado em prática durante as três últimas décadas do século XIX, foi formada por uma polícia marítima nacional; uma política preventiva interna de isolamento de indivíduos doentes; e pelo reconhecimento da importância de aperfeiçoamentos sanitários e mudanças de hábitos sociais de higiene (Hardy, 1993).

A etiologia do cólera ainda era um enigma na década de 1830. Somente nos anos 1860, a comunidade médica começou a produzir conhecimento empírico viável sobre seu modo de transmissão. O isolamento do agente causal e a compreensão dos processos de contágio do cólera permitiram a uniformização das medidas de saneamento. Em virtude desses avanços, na década de 1890, a Europa Ocidental vivenciou os últimos surtos da doença; na Inglaterra, o cólera já estava controlado desde 1870.

No Brasil, contudo, grave surto atingiu os núcleos urbanos e as zonas rurais do Sudeste entre os anos de 1894 e 1895, em estreita conexão com os problemas oriundos da incipiente industrialização nacional, do crescente fluxo migratório e das consequências do escravismo. É possível entender que essa epidemia foi importante porque os conflitos médicos suscitados por ela ajudaram a solucionar muitas das questões ainda pendentes a respeito da etiologia, da classificação, da profilaxia e do tratamento do cólera.

O surto de 1894-1895 atingiu o Sudeste brasileiro no contexto da quinta pandemia (1881-1896). Os primeiros casos da doença manifestaram-se na hospedaria de imigrantes de São Paulo, no ano de 1893. Adolfo Lutz, diretor do então recém-fundado laboratório bacteriológico daquele estado, travou ferrenha disputa com clínicos locais pelos diagnósticos que comprovariam a presença do bacilo vírgula nas dejeções dos doentes. No Rio de Janeiro, as autoridades sanitárias ficaram divididas. Agostinho José de Souza Lima, diretor de Higiene e Assistência Pública Municipal, propôs a instauração de cordões sanitários em mar e em terra, a fim de bloquear as comunicações com São Paulo. José da Silveira, inspetor de Saúde dos Portos, concordou com as medidas sugeridas por Souza Lima, porém o chefe da Diretoria Sanitária, dr. Francisco de Castro, optou pelas desinfecções, já que estas não impediam o deslocamento de pessoas e a movimentação de mercadorias (Benchimol, 1999).

Em outubro de 1893, a doença declinou em São Paulo, deixando um rastro de 53 vítimas. No ano seguinte, ela ressurgiu no lado fluminense do Vale do Paraíba. Os ramais de várias estações da Estrada de Ferro Central do Brasil, que interligava as duas cidades (Rio de Janeiro e São Paulo), foram suspensos. Somente quando a epidemia alcançou a cidade de Resende, em 22 de novembro de 1894, o governo brasileiro reconheceu a gravidade da situação. A interrupção do tráfego ferroviário e a estrutura sanitária preventiva montada nos portos não foi suficiente para impedir a penetração do cólera no interior do país. Cordões sanitários não mais se justificavam e o Instituto Sanitário Federal no Brasil precisou adotar outra estratégia para tentar conter o avanço da doença. O método utilizado foi aquele reconhecido pela Convenção Sanitária de Dresden, realizada em 1893: desinfectórios foram instalados nas estações ferroviárias, com estufas a vapor e pulverizadores a vapor e de mão; objetos eram aspergidos com sublimado corrosivo e germicidas; pessoas, por sua vez, eram desinfetadas com ácido fênico. Essas medidas tornaram o princípio defensivo mais flexível em virtude da sofisticação e do incremento técnico dos equipamentos e das substâncias químicas, resultado de uma aliança refinadíssima entre conhecimento tecnológico e médico (Benchimol, 1999).

O medo das epidemias, contudo, andava de mãos dadas com o medo da imigração. No final do século XIX, o fluxo migratório aumentou consideravelmente no continente americano. Entre 1882 e

1891, cinco milhões de imigrantes entraram nos Estados Unidos, cuja população era de aproximadamente sessenta milhões de habitantes. Entre 1881 e 1935, a Argentina recebeu em torno de três milhões e meio de imigrantes (Cueto, 2007). No Brasil, estima-se que, entre 1889 e 1930, ingressaram cerca de três milhões e meio de imigrantes no país. Apesar da importância econômica, principalmente para as elites brasileiras, que desde o final da escravidão buscavam na imigração uma alternativa para substituir a mão de obra cativa, havia muito receio de que esses estrangeiros trouxessem consigo doenças pestilenciais. Diante da necessidade de atrair trabalhadores europeus, as condições sanitárias dos países latino-americanos não podiam transmitir a imagem de que essas regiões constituíam um cemitério de imigrantes. Entre as várias estratégias adotadas para evitar a eclosão de surtos epidêmicos e erradicar doenças infecciosas, os países americanos resolveram realizar congressos internacionais para discutir medidas sanitárias que poderiam ser adotadas em comum pelos governos do continente.

O cólera e a febre amarela foram o principal motivo da criação do I Congresso Sanitário Internacional da América Latina, em 1873, na cidade de Montevidéu. No início, as conferências se traduziram na tentativa de encontrar um método para suspender ou, no limite, padronizar as medidas quarentenárias sem afetar a saúde da população. No intervalo compreendido entre 1851 e 1938, foram realizadas quatorze conferências internacionais, em diferentes países. A América Latina organizou três delas: a primeira, ocorreu em 1873, na cidade de Montevidéu, e contou com a participação do Império brasileiro e da República Argentina; em 1887, a sede escolhida foi o Rio de Janeiro; por fim, o terceiro Congresso veio à luz em 1888, no Peru, do qual participaram, além deste país, a Bolívia, o Chile e o Equador. Consideradas os primórdios da Organização Pan-Americana de Saúde, essas conferências se caracterizaram por realçar a fragilidade da saúde internacional e por denotar a formação de uma dependência recíproca interestatal na região, pois, naquela época, a necessidade de controlar os surtos epidêmicos configurou uma das principais medidas estratégicas para salvaguardar os projetos políticos e econômicos das nações latino-americanas. Afinados com as discussões promovidas nos congressos europeus e norte-americanos, os congressos da América do Sul problematizaram a uniformização das quarentenas e o saneamento marítimo (Chaves, 2013).

Em virtude da aproximação geográfica, que facilitava a propagação de doenças epidêmicas, e após o controle de surtos de febre amarela, em 1871, a Argentina propôs, dois anos mais tarde, um acordo sanitário com a República do Uruguai. Além da padronização dos procedimentos quarentenários, o objetivo das duas Repúblicas era a criação de um lazareto internacional. Inicialmente, a possibilidade de participação do Brasil no referido acordo foi desprezada, em função das consequências da Guerra do Paraguai (1864-1870) e dos inúmeros surtos de febre amarela, sobretudo nas cidades de sua costa litorânea; depois, no entanto, o país acabou participando dos acordos em razão da influência exercida sobre o Uruguai, mediante tratados de comércio, de navegação e de limites.

Das medidas discutidas e adotadas durante o Congresso, a quarentena foi o ponto que gerou maior polêmica. Apesar da tomada de consciência, por parte dos países envolvidos, com relação à necessidade de tratar as doenças epidêmicas de maneira coletiva e articulada, as discussões resultaram em discórdia entre os diplomatas, preocupados em resolver problemas inerentes à economia, e os médicos, que se debruçavam sobre as questões relacionadas ao âmbito da higiene pública.

Outra ordem de fatores que dificultou a obtenção de consenso dizia respeito ao posicionamento médico-científico das autoridades sanitárias dos três países. Argentinos e uruguaios colocavam-se a favor da teoria contagionista. Por seu turno, os brasileiros propugnavam a teoria miasmática. Subjacente a essas questões, havia ainda uma disputa velada entre o Império brasileiro e a República da Argentina por manter uma imagem positiva de seus países – isto é, livres da ameaça da febre amarela –, com o intuito de garantir a entrada do maior número possível de imigrantes europeus em seus portos.

Diante dessa série de entraves, o Congresso acabou sem a ratificação de um acordo entre o Império brasileiro e as Repúblicas Platinas (Chaves, 2013), o qual só seria estabelecido no Congresso de 1887, realizado na cidade do Rio de Janeiro. Na ocasião, a comissão técnica foi constituída de modo independente em relação aos diplomatas. Fruto dessa convenção sanitária, o Decreto n. 10.319, de 22 de agosto de 1889 (Brasil, 1889), finalmente estipulou o regulamento sanitário internacional estabelecido entre o Brasil, a República Argentina e a República Oriental do Uruguai.

As normas e as instalações de saúde dos portos latino-americanos foram modernizadas com o intuito de propiciar um controle mais rígido de suas fronteiras. Cuba instalou médicos na cidade de Tampa, na Flórida, e nas de Veracruz e Tampico, no México, onde eram supervisionadas as desinfecções e expedidos os documentos sanitários. O próprio México enviou representantes a Hong Kong para fiscalizar imigrantes chineses e japoneses com destino ao país. Serviços direcionados exclusivamente a imigrantes foram criados na Argentina e no Chile, tais como sociedades de auxílio mútuo, clínicas e hospitais (Cueto, 2007).

Apesar dos congressos e das convenções sanitárias, muitos países continuaram a adotar medidas restritivas unilaterais para controlar o fluxo migratório e comercial, em virtude da desconfiança das ações de higiene adotadas pelos países vizinhos. Cuba, em várias ocasiões, declarou que seus portos seriam fechados para navios provenientes da Flórida, do México ou da Colômbia. Outro exemplo foi a Costa Rica: temendo a entrada da febre amarela, o país fechou seus portos aos navios oriundos de Cuba e proibiu a atracação de navios procedentes de São Francisco, em razão da peste bubônica (Cueto, 2007).

Na próxima seção, discutiremos os impactos causados pelas doenças nos conflitos bélicos e suas consequências para a medicina.

## (6.3)
## Medicina, saúde e guerras

Durante a Primeira Guerra Mundial (1914-1918), milhares de médicos, enfermeiras e auxiliares atuaram nos campos de batalha socorrendo vítimas do confronto. Bases hospitalares e hospitais improvisados haviam sido criados para melhorar o atendimento prestado por esses profissionais e assim garantir que o maior número possível de vidas pudesse ser salvo. Apesar das quase 20 milhões de mortes, essa guerra trouxe alguns avanços para a medicina e para a saúde pública, já que obrigou os médicos a trabalharem em um grande, complexo e coordenado sistema.

Com o fim da guerra, embora parte desse sistema tenha sido desativada, alguns de seus aspectos foram mantidos. Após o conflito, a Inglaterra foi obrigada a construir organizações médicas maiores e mais coordenadas do que os antigos sistemas civis. Universidades e mansões foram transformadas em hospitais. As cirurgias ortopédica e cardiológica também sofreram avanços significativos: muitos médicos conseguiram melhorar suas atuações nessas áreas e na prática cirúrgica em geral. Os fisiologistas puderam desenvolver pesquisas sobre a "fadiga" e a invalidez funcional com trabalhadores civis, sobretudo com os operários das fábricas de armamento. Alguns desses fisiologistas, inclusive, ficariam responsáveis pelos departamentos de administração industrial das faculdades e universidades britânicas. Todos esses aspectos ampliaram e fortaleceram o papel do médico-cientista no Entreguerras, que passou a ser visto como essencial para a busca não só por novos remédios, mas pelo aperfeiçoamento dos sistemas de saúde. Além dos métodos de organização hospitalar, a guerra também acelerou o avanço do campo da fisioterapia, mais especificamente, o desenvolvimento e a utilização de próteses (Pickstone, 2008).

As experiências vivenciadas durante a Primeira Guerra Mundial despertaram em Alexander Fleming (1881-1955) o desejo de descobrir uma forma de aliviar as dores dos soldados que tinham suas feridas infeccionadas. Em 1928, no St. Mary's Hospital, em Londres, iniciou suas pesquisas com a bactéria *Staphylococcus aureus*, que causava abscessos em feridas produzidas por armas de fogo. Fleming esqueceu um recipiente de vidro destampado com culturas da bactéria, por alguns dias, no laboratório. Quando retornou, constatou que a amostra estava coberta com mofo. Ao analisar o conteúdo do recipiente, Fleming observou que, nas partes emboloradas, não existiam *Staphylococcus aureus* em atividade. Suas conclusões revelaram que o mofo, oriundo do fungo *Penicillium*, havia secretado uma substância que destruíra a bactéria. Dessa forma, as pesquisas e observações de Fleming acabaram resultando na criação do primeiro antibiótico, que, por consequência, viabilizou o tratamento de doenças, como tuberculose, sífilis e pneumonia.

A Primeira Guerra Mundial favoreceu a disseminação de doenças, como a malária. Entre as causas que motivaram essa propagação estão o deslocamento de contingentes populacionais não imunes e o desenvolvimento de condições favoráveis à reprodução dos insetos vetores. Medidas, como o uso de mosquiteiros, a administração de quinina e o aterramento de pântanos, não foram suficientes para conter a moléstia. Em um artigo a respeito das consequências da malária sobre as tropas que atuaram naquele conflito, Bernard Brabin elabora um quadro estatístico que revela a dimensão desse impacto. O autor apresenta dados, como o número de infectados por tipo de malária (parasita *Plasmodium vivax* ou parasita *Plasmodium falciparum*) e as taxas de mortalidade, além de descrever as medidas profiláticas e terapêuticas adotadas durante e depois da guerra no combate à enfermidade (Brabin, 2014).

Desde a Antiguidade, a malária foi um problema para os exércitos militares. Acredita-se que a expansão promovida por Alexandre Magno foi interrompida em virtude dessa doença, que ceifou a vida do notório conquistador, por volta dos 32 anos de idade. Atribui-se a ela o fracasso de inúmeras expedições do Império Romano e o despovoamento de várias regiões submetidas à Roma. A doença continuou sendo um problema durante a Segunda Guerra Mundial (Rezende, 2009).

Cerca de vinte anos depois da Primeira Guerra Mundial, a Europa entrou em um novo conflito de proporções internacionais. Após a invasão da Polônia pela Alemanha nazista, em 1939, França e Inglaterra declararam guerra àquele país. O conflito estendeu-se até setembro de 1945. A Segunda Guerra Mundial, como ficou conhecida, impôs sérios desafios à saúde pública dos países envolvidos nas batalhas, tendo gerado problemas ao abastecimento de água e de alimentos, à proteção das crianças, à estocagem e à distribuição de medicamentos e materiais de primeiros socorros, além, é claro, de doenças infecciosas, sobretudo as tropicais. Os Estados Unidos, por exemplo, precisaram enfrentar não só o conflito bélico, em si, como também a complexa questão da importação dessas doenças tropicais pelos soldados que retornavam da frente de combate no Pacífico.

O termo *defesa continental* chegou a ser popularizado na época e foi um dos principais temas discutidos na XI Conferência Sanitária Pan-Americana, realizada em 1942, na cidade do Rio de Janeiro. As resoluções da Conferência versaram sobre as comunicações entre os serviços de saúde militares, o estudo da distribuição geográfica das moléstias transmissíveis em tempos de guerra e os perigos decorrentes da disseminação de doenças pelas viagens aéreas. Todos esses fatores, além da vulnerabilidade do continente, levaram as autoridades sanitárias a concluir pela necessidade de ampliar a cooperação civil, sanitária e militar entre os países americanos (Cueto, 2007).

No período entreguerras, aumentaram as medidas de higiene e de saneamento de aeroportos, campos de aviação e aeronaves. Muitas dessas medidas fundamentaram as normas assinadas em Haia, no ano de 1933, durante a Convenção Sanitária Internacional para a Navegação Aérea. No decorrer da Segunda Guerra Mundial, essas normas serviram de guia para a seleção de pilotos e tripulantes, praticada conforme o histórico médico e a integridade da saúde do indivíduo. O transporte de animais portadores de doenças foi proibido, e todos os passageiros deveriam receber e apresentar certificados médicos, a fim de comprovar o estado de saúde e a atualização de vacinas. As normas previam ainda diretrizes a serem seguidas para a construção de novos aeroportos, as quais deveriam levar em consideração a rápida evacuação aérea e o tratamento de soldados feridos em combate (Cueto, 2007).

O receio da utilização de armas biológicas chamou a atenção da comunidade científica internacional e de muitas pessoas que temiam desastres sem precedentes. A utilização de agentes biológicos como armas em conflitos bélicos remonta à Idade Média, quando os tártaros, em 1346, lançaram cadáveres de pessoas mortas pela Peste para o interior da cidade de Caffa, atual Teodósia, na Crimeia. Em 1763, o exército britânico, em guerra com os franceses na América, enviou aos índios Delaware, aliados da França, cobertores e lenços utilizados por variolosos. Na Primeira Guerra Mundial, os alemães chegaram a desenvolver e a utilizar armas biológicas, embora não existam pesquisas que examinem esses fatos de modo aprofundado. Em 1925, estabeleceu-se o Protocolo de Genebra, o qual proibia o uso (mas não a pesquisa) de gases tóxicos, asfixiantes e agentes biológicos, para fins militares.

No contexto da ocupação da China, durante a Segunda Guerra Mundial, o exército japonês empregou armas biológicas. Posteriormente, no âmbito da Guerra Fria, os governos estadunidense e soviético, valendo-se das experiências dos alemães e dos japoneses, implantaram projetos para o desenvolvimento de armas biológicas. A União Soviética desenvolveu cepas da *Francisella tularensis*, agente causador da tularemia, doença semelhante à peste bubônica. Em 1979, um acidente em Sverdlovsk (União Soviética) liberou esporos do *B. anthracis*, que contaminaram (por via aérea ou digestiva) muitas pessoas e animais e lhes causaram a morte. Esse incidente revelou, na época, que os soviéticos haviam encontrado uma forma eficiente de disseminar os esporos do *B. anthracis* por via aérea (Silva, 2001). Em todo caso, a utilização de agentes biológicos como armamento militar continua a ser uma ameaça em virtude da dificuldade de controlar sua disseminação e de mensurar os impactos e as consequências que a utilização desse tipo de arsenal poderia gerar tanto no meio ambiente quanto em relação às populações humanas.

Por fim, outro aspecto dramático da medicina durante a Segunda Guerra Mundial foi a atuação de médicos nazistas e japoneses, que realizaram experiências com judeus e chineses. Tais experiências serviram como ponto de referência para os debates sobre a ética nas pesquisas com seres humanos no pós-guerra. Muitos desses médicos, tanto alemães quanto japoneses, foram anistiados pelo governo norte-americano em função de interesses relacionados com armas biológicas. Além disso, após o lançamento das bombas atômicas em Hiroshima e Nagasaki, os Estados Unidos apoiaram pesquisas sobre a avaliação dos efeitos da radiação no organismo humano, as quais teriam enorme repercussão nos estudos relacionados à genética, no pós-guerra (Pickstone, 2008).

## Síntese

Neste capítulo, abordamos a formação da Organização Pan-Americana da Saúde e da Organização Mundial da Saúde. As primeiras tentativas de padronizar as medidas sanitárias, de maneira mais ampla, remontam à Idade Média, durante a pandemia de Peste Negra que assolou a Europa. No decorrer do século XVIII, outras iniciativas foram tomadas com esse objetivo, embora sem sucesso. A partir do século XIX e durante o século XX, depois de várias conferências internacionais e experiências vivenciadas pelos conflitos mundiais, foram criadas, de modo mais sistemático, organizado e estável, as primeiras instituições sanitárias de abrangência global.

A saúde pública como dever do Estado começou a ser propugnada a partir da transformação das populações em objetos científicos, isto é, quando os fenômenos de ordem demográfica passaram a ser fundamentais para o crescimento e a manutenção dos Estados nacionais. O exemplo mais prático desse fato pôde ser observado na Inglaterra, durante o século XIX, quando o governo britânico assumiu a responsabilidade pela saúde da população na tentativa de minimizar as consequências negativas da economia industrial urbana.

As fronteiras também foram cruciais para a manutenção da segurança sanitária dos países. Essa questão esteve diretamente relacionada com os fluxos migratórios do Oitocentos e com as guerras mundiais do século XX. Tais conflitos colocaram em relevo os problemas de saúde das populações atingidas pelos combates. Alimentação, distribuição de água potável, medicamentos e doenças tropicais, como a malária, foram alguns dos desafios enfrentados por tropas e civis. As guerras revelaram, ainda, aspectos dramáticos da ciência médica, tais como a realização de experimentos em humanos e o desenvolvimento de armas biológicas.

## Atividades de autoavaliação

1. No que diz respeito às organizações sanitárias internacionais, assinale a alternativa correta:
   a) No âmbito internacional, os esforços para controlar as doenças, de maneira mais sistemática e organizada, só ocorreriam no século XV.
   b) Somente em 1845, o governo da França tomou a iniciativa de organizar a primeira conferência sanitária internacional, inaugurada em 5 de agosto daquele ano.
   c) Em 1907, durante a realização da XI Conferência Sanitária Internacional, ocorrida em Paris, foi assinado um acordo, que ficou conhecido como "Repartição de Paris".
   d) A Primeira Convenção Sanitária Internacional das Repúblicas Americanas, realizada em Washington, no ano de 1902, foi o evento responsável pela criação do que hoje conhecemos como Organização Pan-Americana da Saúde.

e) A Primeira Conferência Internacional Americana, realizada em Washington, entre 1889 e 1890, estabeleceu a criação de um órgão executivo, que seria chamado de Repartição Sanitária Internacional.

2. Com relação à Organização Mundial de Saúde, assinale a alternativa correta:
   a) Em 1945, durante a Conferência das Nações Unidas, os governos do Brasil e da China propuseram o estabelecimento de uma nova organização internacional de saúde.
   b) Durante a Conferência Mundial de Saúde em Nova Iorque, foi autorizada a elaboração de uma constituição para a Organização Mundial de Saúde (OMS), que entrou em vigor em 7 de abril de 1946.
   c) A União Soviética integrou a OMS desde a sua fundação.
   d) A República Popular da China integrou a OMS apenas em 1953.
   e) A unificação das diversas instituições sanitárias internacionais no que hoje constitui a OMS foi um processo simples e sem conflitos.

3. Sobre as relações entre Estado, saúde e fronteiras, assinale a alternativa **incorreta**:
   a) O crescimento demográfico exigiu a ampliação gradativa da atuação do Estado no controle das populações, principalmente no âmbito sanitário.
   b) O grau de envolvimento do Estado nas questões de saúde pública variou conforme os países e não foi um processo linear.

c) A importância assumida pelas doenças epidêmicas, na segunda metade do século XIX, obrigou muitos países a reorganizar suas estruturas de saneamento e de higiene pública.
d) O medo das epidemias não tinha relação alguma com o medo da imigração, por isso a proteção das fronteiras territoriais não era relevante.
e) No Brasil, entre 1870 e 1930, não existiu receio algum, por parte das autoridades sanitárias, de que os estrangeiros pudessem trazer doenças pestilenciais para o país.

4. No tocante aos impactos e às consequências causadas pelas doenças nos conflitos bélicos, assinale a alternativa correta:
a) A Primeira Guerra Mundial dificultou a disseminação de doenças como a malária.
b) Medidas como o uso de mosquiteiros, a administração de quinina e o aterramento de pântanos foram suficientes para conter a malária durante a Primeira Guerra Mundial.
c) Durante a Segunda Guerra Mundial, os Estados Unidos enfrentaram a complexa questão da importação de doenças tropicais pelos soldados que retornavam da frente de combate no Pacífico.
d) Não foram utilizadas armas biológicas durante a Segunda Guerra Mundial.
e) A utilização de agentes biológicos como armas em conflitos bélicos remonta ao século XX.

5. A respeito dos avanços ocorridos na medicina em virtude dos conflitos bélicos, assinale a alternativa **incorreta**:
   a) A Primeira Guerra Mundial obrigou os médicos a trabalharem em um grande, complexo e coordenado sistema.
   b) Além dos métodos de organização hospitalar, a Primeira Guerra Mundial acelerou o avanço do campo da fisioterapia, mais especificamente, o desenvolvimento e a utilização de próteses.
   c) Após a Primeira Guerra Mundial, muitos médicos conseguiram melhorar suas atuações na prática cirúrgica em geral.
   d) A penicilina seria descoberta somente após a Segunda Guerra Mundial.
   e) As pesquisas de Alexander Fleming resultaram na criação do primeiro antibiótico.

# Atividades de aprendizagem

## Questões para reflexão

1. Qual é a importância e quais são as consequências do fechamento das fronteiras de um país, a fim de evitar a entrada e a circulação de doenças epidêmicas? Discuta suas conclusões com o grupo de estudos.

2. Nos dias atuais, a importância de manter uma população saudável está relacionada apenas à utilidade que essa população representa como força de trabalho?

## Atividade aplicada: prática

1. Faça um levantamento dos acordos sanitários internacionais vigentes no Brasil. Descreva quais são os países integrantes e as principais cláusulas desses acordos.

# Considerações finais

Os avanços ocorridos desde a década de 1930 no âmbito da historiografia mudaram significativamente as narrativas históricas sobre a saúde, as doenças e as artes de curar. As narrativas que antes descreviam de maneira teleológica, evolutiva, edificante e hagiográfica a trajetória pessoal e profissional dos grandes nomes da medicina e da ciência cederam espaço a novos enfoques. Resultado de uma renovação epistemológica, tais abordagens passaram a examinar, de maneira crítica e com rigor metodológico, não apenas as trajetórias bem-sucedidas, mas também aquelas que falharam, revelando que as grandes descobertas terapêuticas e a resolução de enigmas etiológicos não constituíram processos lineares, brandos e predestinados; pelo contrário, os consensos e as mudanças de paradigma foram fruto de conflitos, de negociações e de circunstâncias políticas, culturais e econômicas que possibilitaram os recursos necessários para a efetivação de tais descobertas. Outra consequência dessas transformações teórico-metodológicas no campo historiográfico foi o desenvolvimento de novas pesquisas sobre a saúde pública e o papel dos Estados na assistência médica e sanitária às populações.

Evidenciamos alguns dos aspectos que caracterizaram essa nova história da medicina e da saúde pública. Destacamos os debates acerca de externalismo e internalismo e das relações entre centro e periferia. Tais discussões ainda norteiam muitas das pesquisas que buscam compreender as influências culturais e sociais sobre as práticas sociocognitivas, bem como os regimes de troca e de circulação de conhecimentos estabelecidos entre regiões e países distintos. Demonstramos, ainda, algumas possibilidades de articulação entre temáticas, objetos e domínios característicos do campo da história e fenômenos patológicos. Essa tarefa, no entanto, só se tornou possível em virtude das inovações operadas no âmbito historiográfico, as quais, entre outras questões, ampliaram a concepção de doença para além de sua definição estritamente biológica. Ainda, traçamos um panorama geral sobre as diferentes compreensões das doenças no decurso do tempo, desde as interpretações mágicas e religiosas, passando pelas primeiras tentativas de racionalização, com a teoria dos humores, até as concepções miasmáticas, contagionistas e, mais tarde, microbiológicas.

Em seguida, apresentamos a visão dos povos indígenas brasileiros a respeito das doenças e suas práticas terapêuticas. Discutimos de que forma os jesuítas incorporaram alguns dos elementos da sabedoria medicinal ameríndia e rechaçaram outros, sobretudo aqueles relacionados aos rituais realizados pelos pajés, perseguidos de modo sistemático pelos padres. Assim como os indígenas, também os afrodescendentes tinham seus conhecimentos medicinais e as suas práticas de cura. No Brasil colonial, sangradores, curandeiros, barbeiros e parteiras, conhecidos como terapeutas populares, realizavam seus ofícios. Com a chegada da Corte Portuguesa ao Brasil, em 1808, as artes de curar passaram a ser fiscalizadas pela Fisicatura-mor. Até a década de 1830, os terapeutas populares exerciam suas artes de maneira relativamente livre. Com a transformação das academias médico-cirúrgicas em faculdades de medicina, a corporação dos médicos acadêmicos passou a intensificar a perseguição aos terapeutas populares, a partir da elaboração de estratégias que tinham o intuito de desacreditar e desmoralizar a prática desses ofícios, os quais tinham ampla aceitação da população. Além de terapeutas populares e médicos diplomados, a população do Brasil colonial contava com a assistência médica prestada pelas Santas Casas de Misericórdia. Inauguradas no século XVI, as irmandades continuaram atuando durante o Império. Contudo, apesar de seu caráter caritativo, as Santas Casas não foram espaços de cura exclusivos para pessoas pobres e negras; o paciente típico assistido pelas irmandades era homem, branco e tinha algum ofício ou ocupação que lhe permitisse arcar com parte das despesas de seu tratamento.

Também discutimos o processo de institucionalização da medicina, no Brasil, a partir da criação, em 1808, das primeiras escolas cirúrgicas em Salvador e no Rio de Janeiro, posteriormente denominadas faculdades de medicina. Analisamos as motivações subjacentes às tentativas dos médicos acadêmicos de proibir as práticas populares de cura. Entre outras razões, destacamos o prestígio dos curandeiros, dos sangradores e das parteiras possuíam entre a população e a disputa pelo mercado da cura. Ainda, abordamos a organização sanitária no Brasil imperial, descrevendo a atuação da Academia Imperial de Medicina e da Junta Central de Higiene Pública. Em linhas gerais, apresentamos alguns aspectos do discurso médico vigente no Brasil no século XIX; de modo mais específico, tratamos das discussões sobre saneamento e regeneração racial pautadas pelo higienismo e pela eugenia.

Na sequência, examinamos as principais epidemias que grassaram no Brasil durante o século XX e as respectivas campanhas e políticas sanitárias elaboradas com o intuito de contê-las. Vimos as estratégias adotadas por Oswaldo Cruz para erradicar a febre amarela, a peste bubônica e a varíola, no Rio de Janeiro. As campanhas de caráter militar conduzidas por Oswaldo Cruz levaram à formação de uma das principais revoltas populares do Brasil republicano, que ficou como conhecida como a Revolta da Vacina. Discorremos sobre os impactos sociais, econômicos e políticos da gripe espanhola, em 1918, e da Aids, doença que se manifestou no Brasil e no mundo na década de 1980 e que atingiu proporções epidêmicas. Também reconstituímos, brevemente, a organização institucional da saúde pública e seus contornos ideológicos durante o primeiro governo Vargas, além dos principais debates, movimentos e das articulações responsáveis pela criação do Sistema Único de Saúde (SUS) após a redemocratização e a promulgação da Constituição de 1988.

Em continuidade, explanamos de maneira genérica as mudanças ocorridas no discurso médico a respeito da compreensão do corpo feminino e de sua fisiologia. Tivemos a oportunidade de observar de que forma a articulação entre diferentes discursos, sobretudo o médico e o jurídico, esquadrinharam o corpo da mulher, reforçando sua vigilância e determinando sua função segundo o contexto político vigente. Na esteira dessa discussão, introduzimos o leitor ao pensamento de Michel Foucault, delimitando a abordagem às reflexões que o autor fez a respeito da medicina social, hospitalar e clínica, além das técnicas disciplinares que, entre outros fatores, possibilitaram a transformação dos hospitais em espaços de cura. Explanamos, também, sobre a medicina tropical e suas articulações com os imperialismos. Em síntese, essa subespecialidade médica, apoiada em técnicas oriundas de áreas, como a bacteriologia, auxiliou a adaptação dos europeus à natureza das regiões tropicais, tendo facilitado, assim, o processo de colonização, já que eliminou os obstáculos que traziam prejuízos aos interesses econômicos dos países imperialistas.

Por fim, investigamos a formação das primeiras organizações sanitárias em termos globais, como a Organização Pan-Americana da Saúde e a Organização Mundial da Saúde. Discorremos também a respeito das ameaças que as epidemias, como as de cólera, representaram para a segurança das fronteiras nacionais. Nessas circunstâncias, mostramos a maneira pela qual os congressos sanitários internacionais buscaram alinhar as medidas sanitárias na tentativa de assegurar e controlar os fluxos de pessoas e de mercadorias. Finalmente, discutimos alguns dos impactos causados pela malária, na Primeira Guerra Mundial, e demonstramos de que forma os conflitos bélicos fizeram avançar técnicas cirúrgicas, promovendo o desenvolvimento não só de novos medicamentos, mas também de áreas como a ortopedia. Por outro lado, as grandes guerras do século XX expuseram problemas de ordem ética, ao revelarem experiências médicas em seres humanos e o uso de agentes biológicos como armas militares.

Esperamos que nosso propósito, neste livro, tenha sido cumprido, qual seja, o de fornecer ao leitor um mapa introdutório do debate historiográfico sobre a saúde, a doença e a medicina capaz de guiá-lo e de orientá-lo nas discussões acerca desses temas.

# Lista de siglas

CAPs – Caixas de Aposentadoria e Pensões
CONASS – Conselho Nacional de Secretários Estaduais de Saúde
DGSP – Diretoria-Geral de Saúde Pública
DNSAMS – Diretoria Nacional de Saúde e Assistência Médico Social
DNSP – Departamento Nacional de Saúde Pública
IAPs – Institutos de Aposentadoria e Pensões
INPS – Instituto Nacional de Previdência Social
Ipea – Instituto de Pesquisa Econômica Aplicada
MESP – Ministério da Educação e Saúde Pública
MOC – Projeto Montes Claros
MTIC – Ministério do Trabalho, Indústria e Comércio
OEA – Organização dos Estados Americanos
ONGs – Organizações não Governamentais
ONU – Organização das Nações Unidas
OPAS – Organização Pan-Americana da Saúde
PIASS – Programa de Interiorização das Ações de Saúde e Saneamento
PNA – Programa Nacional da Aids
SMNE – Serviço de Malária do Nordeste
SESP – Serviço Especial de Saúde Pública
SNP – Serviço Nacional da Peste
SUS – Sistema Único de Saúde

# Referências


ABREU, L. O papel das Misericórdias dos "lugares de além-mar" na formação do Império português. **História, Ciências, Saúde – Manguinhos**, Rio de Janeiro, v. 8, n. 3, p. 591-611, set./dez. 2001. Disponível em: <https://www.scielo.br/j/hcsm/a/cYZkL7DQ5Hr7gXDfkgMDZJK/?lang=pt>. Acesso em: 10 jun. 2022.

ACKERKNECHT, E. H. Anticontagionism between 1821 and 1867. **Bulletin of the History of Medicine**, v. 22, n. 5, p. 562-593, 1948. Disponível em: < https://www.jstor.org/stable/44443398>. Acesso em: 10 jun. 2022.

ARAÚJO, I. L. **Foucault e a crítica do sujeito**. Curitiba: Ed. da UFPR, 2008.

ARMUS, D. La Enfermedad en la Historiografía de América Latina Moderna. **Asclepio**, v. 54, n. 2, p. 41-60, 2002. Disponível em: <https://doi.org/10.3989/asclepio.2002.v54.i2.140>. Acesso em: 10 jun. 2022.

BARRETO, M. R. N. **A medicina luso-brasileira**: instituições, médicos e populações enfermas em Salvador e Lisboa (1808-1851). 257 f. Tese (Doutorado em História das Ciências e da Saúde) – Fundação Oswaldo Cruz, Rio de Janeiro, 2005. Disponível em: <https://www.arca.fiocruz.br/handle/icict/6142>. Acesso em: 10 jun. 2022.

BARRETO, M. R. N. Santa Casa de Misericórdia da Bahia e a assistência aos doentes no século XIX. In: BARRETO, M. R. N; SOUZA, C. M. C. (Org.). **História da saúde na Bahia**: instituições e patrimônio arquitetônico (1808-1958). Barueri: Editora Manole, 2011. p. 2-26.

BASALLA, G. The Spread of Western Science. **Science**, v. 156, n. 3.775, p. 611-622, 1967. Disponível em: <http://hps.master.univ-paris-diderot.fr/sites/hps.master.univ-paris-diderot.fr/files/u97/Basalla1967-compressed.pdf>. Acesso em: 10 jun. 2022.

BENCHIMOL, J. L. **Dos micróbios aos mosquitos**: febre amarela e a revolução pasteuriana no Brasil. Rio de Janeiro: Ed. Fiocruz; Ed. da UFRJ, 1999.

BENCHIMOL, J. L. **Manguinhos do sonho à vida**: a ciência na Belle Époque. Rio de Janeiro: Departamento de Pesquisa da Casa de Oswaldo Cruz, 1990.

BERTOLLI FILHO, C. **A gripe espanhola em São Paulo, 1918**: epidemia e sociedade. São Paulo: Paz e Terra, 2003. (Coleção São Paulo, v. 5).

BLOCH, M. **Apologia da história ou o ofício de historiador.** Tradução de André Telles. Rio de Janeiro: J. Zahar, 2001.

BRABIN, B. J. Malaria's Contribution to World War One – the Unexpected Adversary. **Malaria Journal**, v. 13, n. 497, p. 1-22, 2014. Disponível em: <https://malariajournal.biomedcentral.com/articles/10.1186/1475-2875-13-497>. Acesso em: 10 jun. 2022.

BRASIL. Alvará de 7 de janeiro de 1809. **Coleção de Leis do Império do Brasil**, Rio de Janeiro, 7 jan. 1809a.

BRASIL. Alvará de 22 de janeiro de 1810. **Coleção de Leis do Império do Brasil**, Rio de Janeiro, 22 jan. 1810a. p. 7-16. Disponível em: <https://www2.camara.leg.br/atividade-legislativa/legislacao/colecao-anual-de leis/copy_of_colecao1.html>. Acesso em: 10 jun. 2022.

BRASIL. Alvará de 22 de janeiro de 1810. **Coleção de Leis do Império do Brasil**, Rio de Janeiro, 22 jan. 1810b. p. 17-24. Disponível em: <https://www2.camara.leg.br/atividade-legislativa/legislacao/colecao-anual-de-leis/copy_of_colecao1.html>. Acesso em: 10 jun. 2022.

BRASIL. Alvará de 23 de novembro de 1808. **Coleção de Leis do Império do Brasil**, Rio de Janeiro, 23 nov. 1808a. Disponível em: <https://www.camara.leg.br/internet/infdoc/conteudo/colecoes/legislacao/Legimp-A1_41.pdf>. Acesso em: 10 jun. 2022.

BRASIL. Alvará de 24 de julho de 1815. **Coleção de Leis do Império do Brasil**, Rio de Janeiro, 24 jul. 1815. Disponível em: <https://www2.camara.leg.br/atividade-legislativa/legislacao/colecao-anual-de-leis/copy_of_colecao1.html>. Acesso em: 6 nov. 2021.

BRASIL. Decreto de 7 de fevereiro de 1808. **Coleção de Leis do Império do Brasil**, Rio de Janeiro, 7 fev. 1808b.

BRASIL. Decreto de 28 de julho de 1809. **Coleção de Leis do Império do Brasil**, Rio de Janeiro, 28 jul. 1809b. Disponível em: <http://www.planalto.gov.br/ccivil_03//Atos/dim/1809/DIM-28-7-1809-1.htm>. Acesso em: 10 jun. 2022.

BRASIL. Decreto n. 598, de 14 de setembro de 1850. **Coleção de Leis do Império do Brasil**, Rio de Janeiro, 14 set. 1850. Disponível em: <https://www2.camara.leg.br/legin/fed/decret/1824-1899/decreto-598-14-setembro-1850-559839-publicacaooriginal-82251-pl.html>. Acesso em: 10 jun. 2022.

BRASIL. Decreto n. 10.319, de 22 de agosto de 1889. **Coleção de Leis do Império do Brasil**, Rio de Janeiro, 22 ago. 1889. Disponível em: <https://www2.camara.leg.br/legin/fed/decret/1824-1899/decreto-10319-22-agosto-1889-542669-publicacaooriginal-51896-pe.html>. Acesso em: 10 jun. 2022.

BRASIL. Decreto n. 78.307, de 24 de agosto de 1976. **Coleção de Leis do Brasil**, Brasília, 25 de ago. 1976. Disponível em: <https://www2.camara.leg.br/legin/fed/decret/1970-1979/decreto-78307-24-agosto-1976-427254-publicacaooriginal-1-pe.html#:~:text=Aprova%20o%20Programa%20de%20Interioriza%C3%A7%C3%A3o,Nordeste%20e%20d%C3%A1%20outras%20provid%C3%AAncias.>. Acesso em: 10 jun. 2022.

BRASIL. Lei de 1º de outubro de 1828. **Coleção de Leis do Império do Brasil**, Rio de Janeiro, 18 out. 1828a. Disponível em: ttp://www.planalto.gov.br/ccivil_03/leis/lim/lim-1-10-1828.htm >. Acesso em: 10 jun. 2022.

BRASIL. Lei de 3 de outubro de 1832. **Coleção de Leis do Império do Brasil**, Rio de Janeiro, 23 out. 1832. Disponível em: <https://www2.camara.leg.br/legin/fed/lei_sn/1824-1899/lei-37274-3-outubro-1832-563716-publicacaooriginal-87775-pl.html>. Acesso em: 10 jun. 2022.

BRASIL. Lei de 9 de setembro de 1826. **Coleção de Leis do Império do Brasil**, Rio de Janeiro, 26 set. 1826. Disponível em: <http://www.planalto.gov.br/ccivil_03/leis/lim/LIM..-9-9-1826.htm>. Acesso em: 10 jun. 2022.

BRASIL. Lei de 30 de agosto de 1828. **Coleção de Leis do Império do Brasil**, Rio de Janeiro, 11 set. 1828b. Disponível em: <http://www2.camara.leg.br/legin/fed/lei_sn/1824-1899/lei-38197-30-agosto-1828-566168-publicacaooriginal-89805-pl.html>. Acesso em: 10 jun. 2022.

BRASIL. Lei n. 8.080, de 19 de setembro de 1990. **Diário Oficial da União**, Poder Legislativo, Brasília, DF, 20 set. 1990. Disponível em: <http://www.planalto.gov.br/ccivil_03/leis/l8080.htm>. Acesso em: 10 jun. 2022.

BRASIL. Ministério da Saúde. Secretaria de Vigilância em Saúde. **Boletim Epidemiológico HIV/Aids**. Brasília, dez. 2020. Disponível em: <https://www.gov.br/saude/pt-br/centrais-de-conteudo/publicacoes/boletins/boletins-epidemiologicos/especiais/2020/boletim-hiv_aids-2020-internet.pdf>. Acesso em: 10 jun. 2022.

BRITTO, N. **Oswaldo Cruz**: a construção de um mito na ciência brasileira. Rio de Janeiro: Fiocruz, 2006. Disponível em: <https://static.scielo.org/scielobooks/t7/pdf/britto-9788575412893.pdf>. Acesso em: 10 jun. 2022.

CALAINHO, D. B. Jesuítas e medicina no Brasil Colonial. **Tempo**, Rio de Janeiro, n. 19, p. 61-75, 2005. Disponível em: <https://www.scielo.br/j/tem/a/qXjqFSzvp6VymndWw4QtFKN/?format=pdf&lang=pt>. Acesso em: 10 jun. 2022.

CARVALHO, J. M. de. **Os bestializados**: o Rio de Janeiro e a República que não foi. São Paulo: Companhia das Letras, 1987.

CHALHOUB, S. **Cidade febril**: cortiços e epidemias na Corte Imperial. São Paulo: Companhia das Letras, 1996.

CHAUI, M. de S. **Repressão sexual**: essa nossa (des)conhecida. São Paulo: Brasiliense, 1984.

CHAVES, C. de L. Poder e saúde na América do Sul: os congressos sanitários internacionais, 1870-1889. **História, Ciências, Saúde – Manguinhos**, Rio de Janeiro, v. 20, n. 2, p. 411-434, abr./jun. 2013. Disponível em: <https://www.scielo.br/j/hcsm/a/69qPnWqCCJ4S8BxYPGhmhBc/?lang=pt>. Acesso em: 10 jun. 2022.

CHERNOVIZ, P. L. N. **Dicionário de medicina popular** [...]. 6. ed. Paris: A. Roger & F. Chernoviz, 1890. v. I. Disponível em: <https://digital.bbm.usp.br/handle/bbm/6947>. Acesso em: 10 jun. 2022.

CORBIN, A. O encontro dos corpos. In: CORBIN, A. (Org.). **História do corpo**: da Revolução à Grande Guerra. Tradução de João Batista Kreuch, Jaime Clasen e Ephraim Ferreira Alves. Petrópolis: Vozes, 2012. p. 181-266. v. 2.

COSTA, N. do R. **Lutas urbanas e controle sanitário**: origens das políticas de saúde no Brasil. Petrópolis: Vozes; Rio de Janeiro: Associação Brasileira de Pós-Graduação em Saúde Coletiva (Abrasco), 1986.

CRUZ, T. C. da S. **A aproximação e chegada da peste bubônica ao Rio de Janeiro**: sua repercussão nos periódicos cariocas em tempos de modernização e avanços bacteriológicos (1894-1907). 173 f. Dissertação (Mestrado em História das Ciências e da Saúde) – Casa de Oswaldo Cruz, Fundação Oswaldo Cruz, Rio de Janeiro, 2021. Disponível em: <https://www.arca.fiocruz.br/handle/icict/50273>. Acesso em: 10 jun. 2022.

CUETO, M. **O valor da saúde**: história da Organização Pan-Americana da Saúde. Tradução de Vera Ribeiro. Rio de Janeiro: Fiocruz, 2007.

CZERESNIA, D. **Do contágio à transmissão**: ciência e cultura na gênese do conhecimento epidemiológico. Rio de Janeiro: Fiocruz, 1997.

DELAMARQUE, E. V. **Junta Central de Higiene Pública**: vigilância e política sanitária (antecedentes e principais debates). 187 f. Dissertação (Mestrado em História das Ciências e da Saúde) – Fundação Oswaldo Cruz, Rio de Janeiro, 2011. Disponível em: <https://www.arca.fiocruz.br/handle/icict/19759>. Acesso em: 10 jun. 2022.

DELUMEAU, J. **História do medo no Ocidente 1300-1800**: uma cidade sitiada. Tradução de Maria Lucia Machado; trad. de notas: Heloísa Jahn. São Paulo: Companhia das Letras, 2009.

DIAS, J. S. da S. **Portugal e a cultura europeia (séculos XVI a XVIII)**. Porto: Campo das Letras, 2006.

EDLER, F. C. **A medicina no Brasil Imperial**: clima, parasitas e patologia tropical. Rio de Janeiro: Fiocruz, 2011. (Coleção História e Saúde).

EDLER, F. C. Medicina tropical: uma ciência entre a Nação e o Império. In: HEIZER, A.; VIDEIRA, A. A. P. (Org.). **Ciência, civilização e república nos trópicos**. Rio de Janeiro: Mauad; FAPERJ, 2010. p. 339-356.

ELIAS, N. **Envolvimento e distanciamento**: estudos sobre sociologia do conhecimento. Lisboa: Publicações Dom Quixote, 1997.

ESCOREL, S.; NASCIMENTO, D. R. do; EDLER, F. C. As origens da reforma sanitária e do SUS. In: LIMA, N. T. et al. (Org.). **Saúde e democracia**: história e perspectivas do SUS. Rio de Janeiro: Fiocruz, 2005. p. 63-88.

ESCOREL, S.; TEIXEIRA, L. A. História das políticas de Saúde no Brasil de 1822 a 1963: do império ao desenvolvimento populista. In: GIOVANELLA, L. et al. (Org.). **Políticas e sistemas de saúde no Brasil**. Rio de Janeiro: Fiocruz, 2012. p. 412-481.

ESPINOSA, M. **Epidemic Invasions**: Yellow Fever and the Limits of Cuban Independence, 1878-1930. Chicago: The University of Chicago Press, 2009.

EVANS, R. J. Epidemics and Revolutions: Cholera in Nineteenth-Century Europe. In: RANGER, T.; SLACK, P. (Ed.) **Epidemics and Ideias**: Essays on the Historical Perception of Pestilence. Cambridge: Cambridge University Press, 1996. p. 149-173.

FARIA, L. **Saúde e política**: a Fundação Rockefeller e seus parceiros em São Paulo. Rio de Janeiro: Fiocruz, 2007.

FEBVRE, L. La Sensibilité et L'histoire: Comment Restituer la Vie Affective D'autrefois? **Annales d'historie sociale**, v. 3, n. 1/2, p. 5-20, jan-jun, 1941.

FERREIRA, L. O. Das doutrinas à experimentação: rumos e metamorfoses da medicina no século XIX. **Revista da SBHC**, n. 10, p. 43-52, 1993. Disponível em: <https://www.sbhc.org.br/arquivo/download?ID_ARQUIVO=261>. Acesso em: 10 jun. 2022.

FERREIRA, L. O. Medicina impopular: ciência médica e medicina popular nas páginas dos periódicos científicos (1830-1840). In: CHALHOUB, S. et al. (Org.). **Artes e ofícios de curar no Brasil**: capítulos de história social. Campinas: Ed. da Unicamp, 2003. p. 101-122.

FERREIRA, L. O.; FONSECA, M. R. F. da; EDLER, F. C. A Faculdade de Medicina do Rio de Janeiro no século XIX: a organização institucional e os modelos de ensino. In: DANTES, M. A. M. (Org.). **Espaços da ciência no Brasil**: 1800-930 [on-line]. Rio de Janeiro: Ed. Fiocruz, 2001, p. 59-77. Disponível em: <https://www.arca.fiocruz.br/bitstream/icict/51645/3/dantes-9786557081570.pdf>. Acesso em: 10 jun. 2022.

FOUCAULT, M. **História da loucura na Idade Clássica**. Tradução de José Teixeira Coelho Netto. São Paulo: Perspectiva, 1978.

FOUCAULT, M. **História da sexualidade 1**: a vontade de saber. Tradução de Maria Thereza da Costa Albuquerque e J. A. Guilhon Albuquerque. Rio de Janeiro: Edições Graal, 1988.

FOUCAULT, M. **História da sexualidade 2**: o uso dos prazeres. Tradução de Maria Thereza da Costa Albuquerque. Rio de Janeiro: Edições Graal, 1984.

FOUCAULT, M. **Microfísica do poder**. Tradução de Roberto Machado. Rio de Janeiro: Graal, 1979.

FOUCAULT, M. **O nascimento da clínica**. Tradução de Roberto Machado. 6. ed. Rio de Janeiro: Forense Universitária, 2008a.

FOUCAULT, M. **Segurança, território, população**: curso dado no Collège de France (1977-1978). Edição estabelecida por Michel Senellart sob a direção de François Ewald e Alessandro Fontana. Tradução de Eduardo Brandão. São Paulo: M. Fontes, 2008b.

FRANCO, R. O privilégio da caridade: comerciantes na Santa Casa de Misericórdia do Rio de Janeiro (1750-1822). In: SANGLARD, G. et al. **Filantropos da nação**: sociedade, saúde e assistência no Brasil e em Portugal. Rio de Janeiro: Ed. da FGV, 2015, p. 23-38.

GAVROGLU, K. et al. Science and Technology in the European Periphery: some Historiographical Reflections. **History of Science**, v. 46, n. 2, p. 153-175, 2008. Disponível em: <https://doi.org/10.1177/007327530804600202>. Acesso em: 10 jun. 2022.

GEREMEK, B. **A piedade e a forca**: história da miséria e da caridade na Europa. Lisboa: Terramar, 1986.

GUERRA MANZO, E. La Sociologia del Conocimiento de Norbert Elias. **Sociológica (México)**, Ciudad de México, v. 27, n. 77, p. 35-69, dez. 2012. Disponível em: <http://www.scielo.org.mx/scielo.php?script=sci_arttext&pid=S0187-01732012000300002&lng=es&nrm=iso>. Acesso em: 10 jun. 2022.

GURGEL, C. **Doenças e curas**: o Brasil nos primeiros séculos. São Paulo: Contexto, 2010.

HARDY, A. Cholera, Quarantine and the English Preventive System, 1850-1895. **Medical History**, Cambridge University Press, v. 37, n. 3, p. 250-269, July 1993. Disponível em: <https://doi.org/10.1017/S0025727300058440>. Acesso em: 10 jun. 2022.

HOBSBAWM, E. J. **A era do capital**: 1848-1875. Tradução de Luciano Costa Neto. São Paulo: Paz e Terra, 2015a.

HOBSBAWM, E. J. **A era dos impérios**: 1875-1914. Tradução de Sieni Maria Campos, Yolanda Steidel de Toledo. São Paulo: Paz e Terra, 2015b.

HOBSBAWM, E. J. **Da revolução industrial inglesa ao imperialismo**. 5. ed. Rio de Janeiro: Forense Universitária, 2003.

HOCHMAN, G. **A era do saneamento**: as bases da política de saúde pública no Brasil. São Paulo: Hucitec, 2012.

HOCHMAN, G. A saúde pública em tempos de Capanema: continuidades e inovações . In: BOMENY, H. (Org.). **Constelação Capanema**: intelectuais e políticas. Rio de Janeiro: Ed. da FGV; Bragança Paulista: Edusf, 2001. p. 127-151.

KUHN, T. S. **A estrutura das revoluções científicas**. Tradução de Beatriz Vianna Boeira, Nelson Boeira. São Paulo: Perspectiva, 2001.

LARA, J. T. de. **A virologia no Instituto Oswaldo Cruz e a emergência da dengue como problema científico**. 224 f. Dissertação (Mestrado em História das Ciências e da Saúde) – Fundação Oswaldo Cruz, Rio de Janeiro, 2020. Disponível em: <https://www.arca.fiocruz.br/handle/icict/44088>. Acesso em: 10 jun. 2022.

LATOUR, B. **Ciência em ação**: como seguir cientistas e engenheiros sociedade afora. Tradução de Ivone C. Benedettí. São Paulo: Ed. Unesp, 2000.

LATOUR, B. Mixing Humans and Nonhumans Together: the Sociology of a Door-Closer. **Social Problems**, Oxford University Press, v. 35, n. 3, p. 298-310, jun. 1988. Disponível em: <https://doi.org/10.2307/800624>. Acesso em: 10 jun. 2022.

LIMA, A. L. G. Maternidade higiênica: natureza e ciência nos manuais de puericultura publicados no Brasil. **História: Questões & Debates**, Curitiba, v. 47, n. 2, dez. 2007, p. 95-122.

LIMA, N. T. **Um sertão chamado Brasil**: intelectuais e representação geográfica da identidade nacional. Rio de Janeiro: Revan/IUPERJ-UCAM, 1999.

LÖWY, I. **Vírus, mosquitos e modernidade**: a febre amarela no Brasil entre ciência e política. Rio de Janeiro: Fiocruz, 2006.

MARQUES, M. C. da C. Saúde e poder: a emergência política da Aids/HIV no Brasil. **História, Ciências, Saúde – Manguinhos** [on-line]. v. 9, p. 41-65, 2002. Disponível em: <https://doi.org/10.1590/S0104-59702002000400003>. Acesso em: 10 jun. 2022.

MARTINS, A. P. V. **Visões do feminino**: a medicina da mulher nos séculos XIX e XX [on-line]. Rio de Janeiro: Fiocruz, 2004. Disponível em: <https://static.scielo.org/scielobooks/jnzhd/pdf/martins-9788575414514.pdf>. Acesso em: 10 jun. 2022.

MARTINS, R. de A. **Contágio**: história da prevenção das doenças transmissíveis. São Paulo: Moderna, 1997. (Coleção Polêmica).

MATTA, G. C. A Organização Mundial da Saúde: do controle de epidemias à luta pela hegemonia. **Trabalho, Educação e Saúde** [on-line], v. 3, n. 2, p. 371-396, set. 2005. Disponível em: <https://doi.org/10.1590/S1981-77462005000200007>. Acesso em: 10 jun. 2022.

MIRANDA, C. A. C. **A arte de curar nos tempos da colônia**: limites e espaços da cura. 3. ed. Recife: Ed. Universitária da UFPE, 2017.

NASCIMENTO, D. R. do. A face visível da Aids. **História, Ciências, Saúde – Manguinhos** [on-line], v. 4, n. 1, p. 169-184, mar./jun. 1997. Disponível em: <https://doi.org/10.1590/S0104-59701997000100009>. Acesso em: 10 jun. 2022.

PEREIRA NETO, A. de F. **Ser médico no Brasil**: o presente no passado. Rio de Janeiro: Fiocruz, 2001.

PICKSTONE, J. Medicina, sociedade e Estado. In: PORTER, R. (Ed.). **Cambridge**: história da medicina. Rio de Janeiro: Thieme Revinter, 2008. p. 265-302.

PIMENTA, T. S. **Artes de curar**: um estudo a partir dos documentos da Fisicatura-mor no Brasil do começo do século XIX. 153 f. Dissertação (Mestrado em História) - Instituto de Filosofia e Ciências Humanas, Universidade Estadual de Campinas, Campinas, 1997.

PIMENTA, T. S. **O exercício das artes de curar no Rio de Janeiro (1828-1855)**. 256 f. Tese (Doutorado em História) - Instituto de Filosofia e Ciências Humanas, Universidade Estadual de Campinas, Campinas, 2003.

PIMENTA, T. S.; DELAMARQUE, E. V. O estado da Misericórdia: assistência à saúde no Rio de Janeiro, século XIX. In: SANGLARD, G. et al. **Filantropos da nação**: sociedade, saúde e assistência no Brasil e em Portugal. Rio de Janeiro: Ed. da FGV, 2015. p. 39-53.

PORTER, D. Changing Definitions of the History of Public Health. **Hygiea Internationalis: an Interdisciplinary Journal for the History of Public Health**, v. 1, p. 9-21, 1999.

REZENDE, J. M. de. **À sombra do plátano**: crônicas de história da medicina [on-line]. São Paulo: Ed. Unifesp, 2009. Disponível em: <https://static.scielo.org/scielobooks/8kf92/pdf/rezende-9788561673635.pdf>. Acesso em: 10 jun. 2022.

ROSEN, G. **Da polícia médica à medicina social**: ensaios sobre a história da assistência médica. Rio de Janeiro: Graal, 1979.

ROSEN, G. **Uma história da saúde pública**. São Paulo: Hucitec/Ed. da Universidade Estadual Paulista; Rio de Janeiro: Associação Brasileira de Pós-Graduação em Saúde Coletiva, 1994.

ROSENBERG, C. **Explaining Epidemics and other Studies in the History of Medicine**. Cambridge: Cambridge University Press, 1992.

RUSSEL-WOOD, A. J. R. **Fidalgos e filantropos**: a Santa Casa da Misericórdia da Bahia, 1550-1755. Tradução de Sérgio Duarte. Brasília: Universidade de Brasília, 1981.

SÁ, I. dos G. **Quando o rico se faz pobre**: misericórdias, caridade e poder no Império Português, 1500-1800. Lisboa: CNCDP, 1997. Disponível em: <http://repositorium.sdum.uminho.pt/handle/1822/4311>. Acesso em: 10 jun. 2022.

SCHULZ, S. H. Utopias urbanas modernistas. In: MACHADO, D. B. P. (Org.). **Sobre urbanismo**. Rio de Janeiro: Viana & Mosley/ProUrb, 2006. p. 17-26.

SCHWARCZ, L. M. **O espetáculo das raças**: cientistas, instituições e questão racial no Brasil – 1870-1930. São Paulo: Companhia das Letras, 1993.

SEVCENKO, N. **A revolta da vacina**: mentes insanas em corpos rebeldes. São Paulo: Scipione, 1993. (Coleção História em aberto).

SHAPIN, S. Discipline and Bounding: the History and Sociology of Science as seen through the Externalism-Internalism Debate. **History of Science**, v. 30, p. 333-369, 1992. Disponível em: <https://dash.harvard.edu/handle/1/3425943>. Acesso em: 10 jun. 2022.

SIGAUD, J.F.X. **Do clima e das doenças do Brasil ou estatística médica deste império**. Tradução de Renato Aguiar. Rio de Janeiro: Fiocruz, 2009.

SILVA, L. G. Norbert Elias: configuração social e a sociologia processual do Eu e do Nós. In: CODATO, A. (Org.). **Tecendo o presente**: oito autores para pensar o século XXI. Curitiba: Sesc Paraná, 2006. p. 117-141.

SILVA, L. J. da. Guerra biológica, bioterrorismo e saúde pública. **Cadernos de Saúde Pública** [on-line], v. 17, n. 6, p. 1.519-1.523, nov./dez. 2001. Disponível em: <https://doi.org/10.1590/S0102-311X2001000600023>. Acesso em: 10 jun. 2022.

SILVA, M. A. D. da. **"O baile dos ratos"**: a construção sociotécnica da peste bubônica no Rio de Janeiro (1897-1906). 154 f. Dissertação (Mestrado em História Social) – Faculdade de Filosofia, Letras e Ciências Humanas, Universidade de São Paulo, São Paulo, 2015.

STEPAN, N. L. **A hora da eugenia**: raça, gênero e nação na América Latina. Rio de Janeiro: Fiocruz, 2005. (Coleção História e Saúde).

STEPAN, N. L. **Gênese e evolução da ciência brasileira**: Oswaldo Cruz e a política de investigação científica e médica. Rio de Janeiro: Artenova, 1976.

VÁZQUEZ, G. G. H. Ludibriando a natureza: mulheres, aborto e medicina. **História: Questões & Debates**, v. 47, n. 2, p. 43-64, 2007. Disponível em: <http://dx.doi.org/10.5380/his.v47i0.12110>. Acesso em: 10 jun. 2022.

WITTER, N. A. **Males e epidemias**: sofredores, governantes e curadores no sul do Brasil (Rio Grande do Sul, século XIX). 297 f. Tese (Doutorado em História) – Departamento de História, Universidade Federal Fluminense, Niterói, 2007. Disponível em: <https://www.historia.uff.br/stricto/teses/Tese-2007_WITTER_Nikelen-S.pdf>. Acesso em: 10 jun. 2022.

# Bibliografia comentada

BENCHIMOL, J. L. **Dos micróbios aos mosquitos**: febre amarela e a revolução pasteuriana no Brasil. Rio de Janeiro: Fiocruz/Ed. da UFRJ, 1999.

O exaustivo e denso trabalho de Jaime Benchimol revela que a ciência dos micróbios se caracterizou como o setor mais dinâmico da ciência brasileira no início do século XX. A partir de um exame criterioso, realizado de modo original e desafiador, o autor busca retificar o juízo negativo relacionado às pesquisas menos bem-sucedidas no campo etiológico da febre amarela, demonstrando a importância dos trabalhos desenvolvidos por cientistas, como Domingos Freire, Giuseppe Sanarelli, Carlos Finlay, Carmona y Valle e João Batista de Lacerda. Alguns desses trabalhos, a despeito de suas conclusões equivocadas, revelam importantes aspectos referentes aos processos de desenvolvimento e de institucionalização de novas disciplinas e campos de pesquisa que constituem as ciências modernas. Valendo-se de uma abordagem afinada com os avanços mais recentes no âmbito teórico e metodológico da história das ciências, da medicina e da saúde pública,

Benchimol reconstitui, com a minúcia da filigrana, a trajetória de Domingos José Freire, que chegou a ser considerado, em sua época, o "Pasteur brasileiro". Desse modo, *Dos micróbios aos mosquitos: febre amarela e a revolução pasteuriana no Brasil* constitui referência obrigatória para os interessados na história das ciências, da saúde, da medicina e das doenças.

HOCHMAN, G. **A era do saneamento**: as bases da política de saúde pública no Brasil. São Paulo: Hucitec, 2012.

Mediante uma metodologia que visa associar ideias e interesses tangíveis da ação humana, o autor procura examinar o processo de constituição da autoridade pública a partir do aumento e da amplitude da ação do Estado, ou seja, da coletivização da saúde e da estatização do bem-estar. Sugere, ainda, que a transformação da saúde em um bem público se articula tanto com a formação de uma comunidade nacional quanto com a formação do Estado nacional brasileiro. Hochman fundamenta-se no conceito de *configuração*, de Norbert Elias, para demonstrar de que forma a coletivização do bem-estar e a formação do Estado seriam processos específicos de mudança e rearranjo nos elos de interdependência humana. O autor afirma que a transição para uma sociedade urbana e industrial potencializou os problemas de dependência mútua e, consequentemente, promoveu o fim de soluções individuais e voluntárias na saúde pública.

CHALHOUB, S. **Cidade febril**: cortiços e epidemias na Corte imperial. São Paulo: Companhia das Letras, 1996.

Nesse livro, Sidney Chalhoub examina de maneira aprofundada o processo de demolição dos cortiços do Rio de Janeiro, reconstituindo criticamente as numerosas e sutis articulações de crenças e convicções científicas que formaram, nas palavras do autor, uma "ideologia da higiene". Chalhoub analisa também as associações entre pensamento médico e ideologia racial com o objetivo de compreender o significado político da febre amarela durante as décadas de 1850 e 1870, quando inúmeras teorias foram postuladas na tentativa de explicar o surgimento e a expansão das epidemias da doença na Corte imperial. O autor revisa as principais interpretações historiográficas a respeito da Revolta da Vacina, inserindo-a em um *continuum*, ou processo histórico, mais amplo, de média a longa duração. Segundo Chalhoub, para entender essa Revolta, é necessário, primeiro, entender a história dos serviços de vacinação antivariólica no Brasil, em especial, as concepções afro-brasileiras sobre cura e doença. *Cidade febril* se apresenta, assim, como referência obrigatória àqueles que procuram compreender a formação das políticas de saúde pública no Brasil.

*João Pedro Dolinski*

ROSEN, G. **Da polícia médica à medicina social**: ensaios sobre a história da assistência médica. Tradução de Ângela Loureiro de Souza. Rio de Janeiro: Graal, 1979.

Com grande erudição e uma narrativa consistente e fluida, George Rosen examina o crescimento da administração dos Estados modernos e o consequente desenvolvimento das políticas de saúde pública e dos sistemas de bem-estar social na Europa. O autor trata da importante e complexa relação entre história, saúde e ciências sociais, demonstrando como as doenças refletem o mundo em que vivemos e, principalmente, os impactos e as transformações causadas pelas ações antrópicas. Nesse livro, Rosen apresenta o importante conceito de *polícia médica*, fundamental para a compreensão do fortalecimento e da expansão da atuação do Estado no campo da saúde. Desenvolvido em contexto político, econômico e social específico (absolutismo e mercantilismo) e elaborado a partir dos fundamentos do absolutismo e do cameralismo, o conceito de *polícia médica* tinha como objetivo propiciar uma análise sistemática a respeito dos problemas de saúde das populações e comunidades, tendo exercido notória influência não apenas nos Estados alemães, mas sobretudo na Grã-Bretanha e nos Estados Unidos.

STEPAN, N. L. **A hora da eugenia**: raça, gênero e nação na América Latina. Rio de Janeiro: Fiocruz, 2005. (Coleção História e Saúde).

Nessa obra, Nancy Stepan desfaz, com refinada erudição e sólido embasamento documental, as teses historiográficas que sustentavam a defesa de que a eugenia latino-americana teria sido uma simples reprodução da eugenia dos países europeus, sendo considerada, portanto, irrelevante. A autora, pelo contrário, demonstra que a eugenia não foi um movimento específico dos países anglo-saxônicos, mas sim um movimento de caráter internacional, embora não unitário, que emergiu em várias partes do mundo, tendo se adaptado aos contextos nacionais. Com uma abordagem social construtivista e comparativa, Stepan enfatiza as especificidades ideológicas dos movimentos eugênicos na América Latina e revela de que forma eles foram adaptados às circunstâncias locais. Diferentemente da Europa, onde as concepções mendelianas foram predominantes, na América Latina foram as concepções neolamarckianas de hereditariedade que serviram de base para o movimento, o que levou à adoção de uma eugenia de caráter preventivo, isto é, preocupada com ações de saneamento e de regeneração social. Trata-se, pois, de uma obra fundamental para quem busca compreender e discutir as relações raciais e de gênero sob uma perspectiva não eurocêntrica da história das ciências.

*João Pedro Dolinski*

# Respostas

## Capítulo 1

1. d
2. c
3. c
4. e
5. e

## Capítulo 2

1. b
2. d
3. c
4. b
5. c

## Capítulo 3

1. c
2. e
3. d
4. b
5. b

## Capítulo 4

1. d
2. c
3. e
4. a
5. d

## Capítulo 5

1. c
2. d
3. e
4. a
5. b

## Capítulo 6

1. d
2. a
3. d
4. c
5. d

# Sobre o autor

**João Pedro Dolinski** é historiador. Doutor em História Social pela Universidade Federal do Paraná (UFPR), mestre em História das Ciências e da Saúde pela Casa de Oswaldo Cruz – Fiocruz e graduado em História pela Universidade Estadual do Paraná (Unespar), Campus Paranaguá. Atualmente, é professor da rede estadual de ensino do Estado do Paraná.

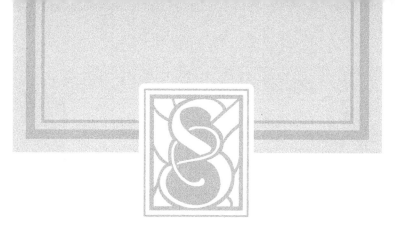

Os papéis utilizados neste livro, certificados por instituições ambientais competentes, são recicláveis, provenientes de fontes renováveis e, portanto, um meio responsável e natural de informação e conhecimento.

FSC
www.fsc.org
MISTO
Papel produzido a partir de fontes responsáveis
FSC® C103535

Impressão: Reproset
Fevereiro/2023